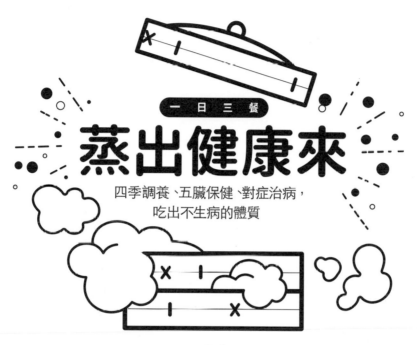

一 日 三 餐

蒸出健康來

四季調養、五臟保健、對症治病，
吃出不生病的體質

張曄

著

前言

　　隨著時代的發展，人們的飲食理念早已經到了「文化」的階層，從滿足於吃飽，到吃出花樣、吃出特色，再到吃出營養、吃出健康，而現在更是追求到了極致：講究食材、烹飪方式——無煙，少油、低脂，新鮮、本真本味，營養全面、不流失、不破壞。然而，在中國各大菜系的煎炒烹炸蒸燉煮等花樣百出的烹飪方式中，唯有「蒸菜」才能達到這種理想的烹飪狀態。

　　蒸菜能最大程度保住食物的味、形和營養，蒸菜所含的多酚類營養物質（如黃酮類的槲皮素）的量，明顯高於用其他方法烹調的菜。

　　蒸菜清淡、油脂少，能降低三高、心血管疾病等慢性病發生的風險，幫助身體抗衰老。

　　蒸菜以水滲熱，陰陽調劑，鎖住了大部分的維生素和水分，女生吃了皮膚水潤光滑，男生吃了保腎護胃，身體強健。

　　全書以蒸菜為主題，告訴讀者如何蒸出四季調理滋補菜，吃出不生病的體質；養生保健調養菜，固本培元，讓身體充滿正能量；防病治病功能菜，讓美味蒸菜發揮「藥效」等，而且細化到具體症狀，如健脾養胃、益氣養血、健腦益智、身體排毒以及防治三高、貧血、骨質疏鬆、痛經等。

　　蒸菜，讓全家吃得精緻，吃得健康！

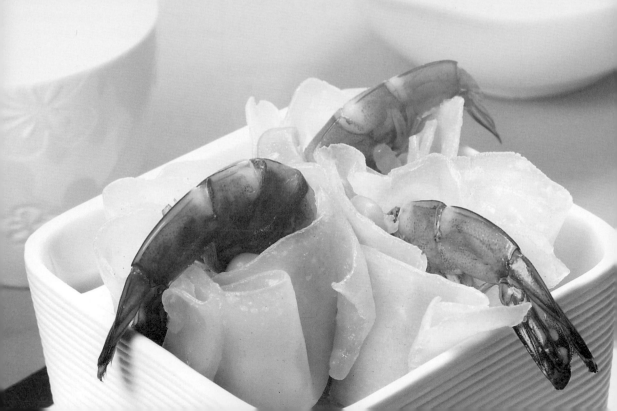

| 前言 |

蒸，一種更理想的健康烹飪方式

第1章 清新蒸菜
健康美味一鍋出

鮮美水產

美味主食

誘人甜品

第 **2** 章　四季調理滋補菜
吃出不愛生病的體質

第 **3** 章　養生保健調養菜
固本培元，身體充滿正能量

第 **4** 章　防病治病功能菜
美味蒸菜也能發揮藥效

高血壓

糖尿病

血脂異常

痛風

動脈粥樣硬化

脂肪肝

第 4 章　兼顧全家營養套餐
多福多壽少生病

青少年成長發育

女性養顏調養

男性強腎健體

父母遠離老年病

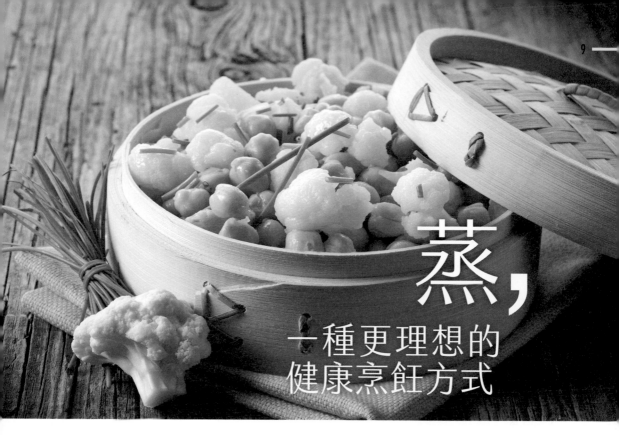

蒸，
一種更理想的
健康烹飪方式

源遠流長話蒸菜

蒸菜起源的民間傳説

　　相傳王匡、王鳳在竟陵（今湖北省天門市）起義遭官兵追擊無以為食，只能靠挖野菜充饑，野菜少且不好吃，當地老百姓知道後獻出了備荒糧。但仍然是人多糧少，起義軍就想到把糧食磨成粉與野菜拌在一起蒸著吃，既充饑又能讓難以下嚥的野菜變得可口。填飽肚子的起義軍因此渡過難關搶佔京山新市，這個蒸著吃菜的方法也流傳開來，老百姓稱為「天門蒸菜」。

蒸菜是一萬年前人們智慧的體現

　　據史料記載，最早的「陶甑」產生於新石器時代，「甑」是一種蒸食用具，按此推斷蒸菜是發明了陶甑後的產物，早在一萬年前人們就發明了這種烹飪方式。

蒸蒸日上的美好寓意

　　中國人講究諧音寓意，「蒸」字的諧音是「真」，也是「爭」。「真」寓意真實，對人要真誠，辦事要認真；「爭」寓意爭氣，就是有事業心、上進心，就像俗語中說的「不蒸饅頭爭口氣」。

此外，還有個諧音是「尊」，逢年過節時做蒸菜、蒸飯獻給尊長，生辰壽誕時做蒸菜、蒸飯祭祀祖先，上親亡故時做蒸菜、蒸飯祭獻亡靈，都是表示尊敬、尊重的意思，這就是人們看重蒸菜、蒸飯的原因。久而久之，吃蒸菜、蒸飯的習慣就被保留了下來。

蒸出來的食材營養更豐富，功效更顯著

蒸是一種簡單方便又健康無油煙的烹飪方式，利用水沸後產生的水蒸氣為傳熱介質將食物蒸熟，更符合現代健康飲食的要求。日常三餐、餐廳筵席、街邊小店都能見到蒸菜的身影，蒸菜在我們日常的飲食中佔有重要的位置。

營養保存完整，流失少

蒸能最大程度保住食物的味、形和營養，保證營養成分不流失，避免受熱不均和過度煎炸造成營養成分的破壞和有害物質的產生。蒸菜所含的多酚類營養物質（如黃酮類的槲皮素）的量，明顯高於用其他方法烹調的菜。

清淡少油，鎖水，預防慢性病

蒸菜鎖水效果佳，清淡、油脂少，而且能避免食物通過兩次烹飪產生更多的油脂，預防三高、心血管疾病等慢性病的發生；同時，降低食物在進行高溫煎炸烹調時使食用油被氧化、在身體內產生有害自由基的概率，幫助身體抗衰老。

容易消化吸收，調養腸胃

蒸菜比較鬆軟、鮮嫩，更容易被消化吸收，具有止胃痛、中和胃酸、治療胃炎的功效。

滋補美容不上火

現代人生活節奏快，工作壓力大，陰虛火旺，蒸菜製作過程是以水滲熱，陰陽調和，鎖住了大部分的維生素和水分，女生吃了皮膚水潤光滑，男生吃了身體健康，保健護胃，長期吃可起到調養食療的功效。

蒸菜重「鮮」，新鮮食材飽含原汁原味全營養

「鮮」有兩層意思，一是講究現買現吃的「新鮮」。食材放置時間過長，容易讓營養物

質隨水分一起流失，特別是蔬菜，如果蔬菜發生腐爛，還會導致亞硝酸鹽含量增高。現在生活便捷，超市、蔬菜攤在生活區隨處可見，沒必要一下子買好幾天的菜囤積起來，建議早上買好一天的新鮮食材，滿足一日三餐所需即可。

二是講究當季菜的「鮮活」。當季蔬菜如同「鮮活」有生命的植物，仍然進行著呼吸、生長和成熟等植物生理活動，水分含量高，營養活性強，味道更清香。

但是這種理想的選購食材方式，也不是人人都能實現的，所以可透過掌握一些保存食材的巧妙方法讓生活更健康。

根莖類	葉菜類	瓜茄類
如蘿蔔、洋蔥、地瓜、山藥、牛蒡等	如菠菜、芹菜、油菜、茼蒿、大白菜等	如茄子、黃瓜、番茄等
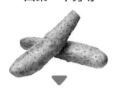	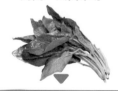	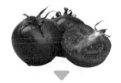
適合在低溫、陰涼、通風處存放，不宜放冰箱，不然更容易壞。也可以將這些食材放在網袋裡，懸掛在通風的地方保存。	這類蔬菜不要久放，保存時可以往葉片上噴一點水，然後用舊報紙包起來，直立、莖部朝下放入冰箱冷藏室。	直接放冰箱冷藏，溫度應在 10℃ 左右，太冷會使蔬菜凍傷，流失原有的營養。

根據食材的特色選擇蒸菜方式

我國各地都有「蒸」的美味佳餚，天門蒸菜是「蒸」這種形式最有代表性的呈現，有九蒸之說，即粉蒸、清蒸、炮蒸、扣蒸、包蒸、釀蒸、花樣造型蒸、封蒸、乾蒸。

粉蒸

粉蒸是將食材用多種調味料拌漬，初步加工後再拌上特製的米穀粉蒸熟，有軟糯香濃、油而不膩的獨特滋味，多見於川、湘、鄂地區。粉蒸通常選用質地老韌無筋、肥瘦相間或質地細嫩無筋、易蒸熟的肉類和根莖類蔬菜等，如粉蒸肉、粉蒸排骨、粉蒸芋頭等。

清蒸

清蒸大多是單一食材直接調味蒸熟，然後淋上芡汁，具有呈現食材原色、湯汁清澈鮮香、質地細嫩軟熟的特點。對食材的新鮮度要求比較高，如果是肉類食材，必須清洗乾淨，瀝淨血水，常用於清蒸魚。

炮蒸

炮蒸是將食物和調料初步加工至半熟，再上籠蒸製，完全蒸熟後，將蒸菜扣入盤內，淋上熱油，熱油遇到食材會發出「嗶嗶啵啵」的聲響，由此而得名，比較有名的是炮蒸鱔魚。

花樣造型蒸

花樣造型蒸是將液體、半液體的食材放入成型的器皿裡蒸熟，出鍋後淋上芡汁。講究利用中小火柔緩蒸，保持菜餚美觀的造型，是蒸法中比較精細的一種，比較有名的是荷葉蓮蓬。

包蒸

包蒸是將食材用調料醃漬入味後，用網油葉、荷葉、竹葉、芭蕉葉等包裹住，上籠蒸熟，在原材料中又增添了包裹材料的風味，常用於蔬菜和肉的組合搭配，如培根金針菇卷、荷葉雞。

扣蒸

扣蒸是將食材調好味後做好造型裝入碗中，蒸熟後翻扣在盤中，然後淋上芡汁，常用於肉類，如梅菜扣肉。

封蒸

封蒸是利用有蓋可燉的容器，用荷葉、錫箔紙或牛皮紙封口，蓋緊蓋進行蒸製的方法，多用於肉類，如封蒸臘肉、封蒸雞等。

釀蒸

釀蒸是將一些食材做成餡，另一些食材當「盅」，把餡填入其中蒸熟，多見於廣東地區。當「盅」的食材大多選擇有內部空間的，如苦瓜、辣椒、豆腐等。

乾蒸

「乾蒸」是廣東地區最受歡迎的茶樓早點之一，全名是「乾蒸燒賣」，以肥瘦豬肉粒、鮮蝦為主要食材加調味料做成餡蒸熟，皮薄肉爽，別具風味。

用最懂食材的鍋具，盡情發揮食材的功效

竹蒸籠：讓麵點小吃獨具一格

竹蒸籠是蒸麵食的首選。因為竹子本身可以吸收水分，在蒸製過程中，鍋裡產生的蒸氣不會形成倒流，蒸好的麵食表面更光滑，而且竹蒸籠蒸出的食物有竹子的清香味。

多層蒸鍋：講究同類同次蒸，營養同步不串味

　　多層蒸鍋是最常用的傳統蒸鍋，以不銹鋼材質最為多見，優質的不銹鋼蒸鍋不但美觀，還非常容易清潔。單層多層可以變換使用，蒸饅頭、蒸包子、蒸魚，可以輕輕鬆鬆地蒸製出足夠全家人享用的美食。如果想多層蒸出美味，建議同類一次蒸，如饅頭、包子一鍋出，排骨、扣肉一鍋出，蔬菜類一鍋出。

　　傳統蒸鍋基本上可以適合各種熱源，如天然氣、電源等。如果家裡有老人，不太習慣使用電器，傳統蒸鍋是非常不錯的選擇。

湯水少的菜餚在上層，湯水多的菜餚在下層（拿取方便，避免燙傷）。

不易熟的菜餚放上層，易熟的菜餚放下層（上層蒸氣的熱量高於下層）。

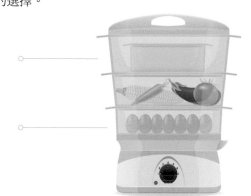

電蒸鍋：時尚的現代廚房蒸具不串味

　　顧名思義，電蒸鍋用的是「電」，因為使用電能，因此無須照看，安全性比較高。定時功能讓烹飪經驗不太豐富的新手也能輕鬆做出各種美食，只需按說明選擇按鍵，餘下的工作交給電蒸鍋就可以了。

> ┤ TIPS ├
>
> 儘量選擇具有過熱及乾燒保護功能的電蒸鍋，這樣使用起來會更加安心。有一些電蒸鍋還是智慧的，如可以提示你何時需要清除水垢以及低水位等。

蒸出營養好滋味要掌握訣竅

加水量

　　將蒸盤或蒸架放入鍋中，添加水的量以蒸盤下 0.5 ～ 1 公分為宜，留出讓蒸氣循環的空間，不要一直加水到菜餚底盤。

火候

　　蒸菜時火候的掌握非常重要，蒸得過老、過生都會影響味道，讓營養打折，所以需要根

據烹飪要求和原料老嫩來掌握火候。下面對蒸菜火候的劃分以傳統蒸鍋為參考，因為電蒸鍋有自動化時間設定。

TIPS
一定要等水沸後再將食材入鍋蒸，上火加溫的時間一般比規定時間少 2 ～ 3 分鐘，關火後不要馬上出鍋，利用餘溫虛蒸 3 ～ 4 分鐘。

大火沸水速蒸　大火燒水至沸騰後，再將食物入鍋蒸。適合新鮮度高、易熟、無筋、鮮味足的魚蝦、禽畜肉以及質地細嫩的蔬菜，要求蒸熟不蒸爛。依據食材不同，一般為 6 ～ 25 分鐘。

大火沸水長時間蒸　大火燒水至沸騰後，再將食物入鍋長時間蒸，要求軟熟而化渣、口糯而形整，蒸製時間一般為 1 ～ 3 小時。適合新鮮、質地較老、形體較大的全雞、全鴨、豬腳或馬鈴薯、番薯、南瓜、玉米等。

中火沸水徐緩蒸　中火加熱至水沸騰時，再將食物入鍋慢慢蒸熟，適宜于新鮮度高、細嫩易熟、不耐高溫的原料或半成品，如製作雞蛋羹、魚糕、肉糕等。如果火力過大、時間過長，就會導致菜餚起孔洞——質老、口感差，有圖案的工藝菜還會因此而變形，所以要求火力不能過大，蒸鍋內溫度不能太高。

小火沸水保溫蒸　常用於給某些菜餚保溫，這種方法不會因繼續加熱而使菜餚失去風味。

健康無添加的自製米穀粉

米穀粉

取適量白米淘洗乾淨，瀝乾，放入鍋中加八角、花椒、桂皮，小火炒至微黃，放涼後碾碎即可。

糯米粉

按照白米與糯米 5：1 的比例取用，洗淨放入鍋中，加適量山奈（沙薑）、八角、桂皮、花椒，小火翻炒至米色微黃，放涼後碾碎即可。

 張曄營養師 溫馨提醒

三奈又叫沙薑，主要用作調味料，常用於配製鹵汁，誘出食物的香味，增加菜餚鮮味。三奈也是一味中藥，三奈粉放在家裡的角落有驅蟲功效。

第 **1** 章

清 新 | 蒸 菜

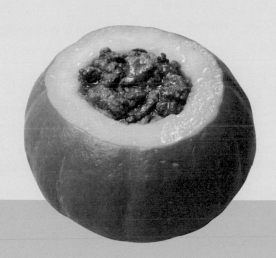

健 康 美 味 一 鍋 出

時令鮮蔬

膳食指南

保證每天攝入 300 ～ 500 克蔬菜

我國居民的蔬菜攝入量普遍比較低，成為無法平衡膳食的重要原因。蔬菜含有豐富的維生素、礦物質、膳食纖維，還含有各種植物化合物、有機酸和芳香物質等成分，且熱量低，對於降低慢性病的發生風險、促進身體健康具有重要作用。所以，《中國居民膳食指南》建議每人每天進食 300 ～ 500 克蔬菜。

每日標準 300 ～ 500 克／人 ×3
約 900 ～ 1500 克／家

 早餐　**蔬菜蛋餅三明治**　番茄＋生菜 30 克

 午餐　**清蒸金針菇**　金針菇 400 克
　　　　粉蒸白菜　白菜 200 克
　　　　蛋皮菠菜包　菠菜 300 克

 晚餐　**蒜蓉蒸茄子**　茄子 300 克
　　　　粉蒸芹菜葉　芹菜葉 200 克

如何滿足每日足量蔬菜目標

餐餐有蔬菜

保證蔬菜重量占一餐食物中的 1/2，才能滿足一天「量」的標準。以三口之家來說，全家需要買 900 ～ 1500 克新鮮蔬菜分配到一日三餐中去，中餐和晚餐中每餐至少有兩個蔬菜菜肴，早餐可以加入適合生吃的蔬菜作為補充，如番茄三明治、蔬菜雞蛋沙拉等。

深色蔬菜占一半以上

深色蔬菜是指深綠色、紅色、橘紅色和紫紅色蔬菜，具有明顯的營養優勢，富含 β - 胡蘿蔔素，是維生素 A 的主要來源。此外，還含有葉綠素、葉黃素、番茄紅素、花青素等多種色素物質，其中的芳香物質更是賦予了蔬菜獨特的色彩、風味和香氣，能促進食欲。

蔬果好搭檔，應天天有水果

水果和蔬菜經常被同時提起，但是水果有自己的營養優勢，蔬菜不能代替。水果可以補充蔬菜的攝入不足，水果中的有機酸、碳水化合物比新鮮蔬菜多，而且水果可以直接食用，營養成分不受烹調方式的影響，建議每人每天攝入 200 ～ 350 克。

碳水化合物
在豆類蔬菜以及根莖類蔬菜中含量較多，如豌豆、毛豆、蓮藕等，能延緩餐後血糖升高。

礦物質
蔬菜含人體所需的多種礦物質，如鎂、鐵在綠葉蔬菜中含量較多，鈣在菌菇中含量豐富，可以輔助降壓、降脂、降糖。

維生素
維生素 C、胡蘿蔔素、維生素 B2、葉酸等多種維生素主要來自於蔬菜（和水果），可促進膽固醇代謝、提高免疫力。

蔬菜中的好營養

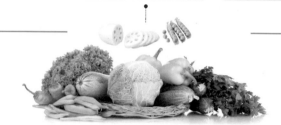

膳食纖維
芹菜、菠菜、油菜、大白菜等中都含有大量的膳食纖維，在降三高、防肥胖、通便、防癌方面有很好的效果。

植物化學物
主要存在於深色蔬菜中，如番茄紅素、花青素、硫化物等，在抗癌、抗氧化、降糖、調節血壓方面具有突出效果。

張曄營養師 溫馨提醒

膳食指南中建議攝入的蔬菜，主要是指綠葉菜，並不是所有蔬菜。比如根莖澱粉類，馬鈴薯、番薯、南瓜、山藥等，如果按照 1 斤的量來吃就太多了。所以食用蔬菜重在搭配，綠葉蔬菜占 250～300 克，另外搭配一些其他種類和顏色的蔬菜即可滿足一天的需求。

蒸製訣竅

綠葉菜蒸 5～7 分鐘就好
綠葉蔬菜一般蒸 5～7 分鐘即可，蒸太久會把青菜蒸得發黏，口感差，還會造成營養流失。如果是和別的菜同一鍋蒸，建議在其他菜快蒸熟時再放入。

根莖菜、水果大小切均勻
蒸根莖類蔬菜或者水果時，最好切得均勻，這樣蒸的熟度才會平均，才不會出現小塊軟了但大塊還硬的現象。如果想要保持馬鈴薯、芋頭等外形完整好看，可以過油後再入鍋蒸。

粉蒸白菜

清新蒸菜

利尿，預防高血壓

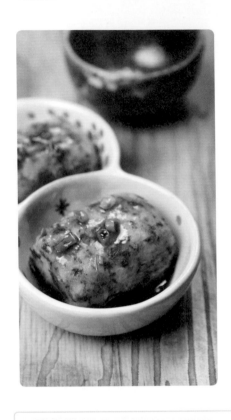

🍲 蒸鍋　⏱ 20 分鐘　👤 1~2 人份

鉀　　鉀

大白菜 ＋ 海帶 ＋ 菠菜

材料　大白菜 200 克、菠菜 100 克、海帶 80 克、米穀粉 80 克。

調料　蔥末、醬油、香油、鹽、味精（或雞精）各適量。

做法

1. 大白菜、菠菜、海帶洗淨，其中菠菜用沸水汆一下，一起剁成菜餡；醬油、香油、鹽、味精（或雞精）、蔥末調成醬汁。

2. 將米穀粉、鹽與菜餡攪拌均勻，裝碗，水開後上鍋蒸 20 分鐘，取出，淋上醬汁即可。

POINT

大白菜 含鉀，有助於排出身體中多餘的鈉，利尿、預防高血壓，還有助於促進體內廢物排出，抗衰老。菜心部分富含維生素 C，有預防感冒、消除疲勞的作用。

季 節
露天種植，一年四季都可收穫。

挑 選
菜葉緊湊，有分量感，脈絡大而清楚。

菜心不膨脹突起。

巧 思 料 理

如果大白菜有剩餘可以做成醃白菜。將大白菜切成 5 公分寬的段，放入相當於 2% 大白菜量的鹽和海帶絲拌勻，放置一晚就可以吃了。如果想吃酸甜口味，可加 2% 的糖和 1% 的醋，想吃辣口味，可加點紅辣椒碎。可以根據經驗慢慢調整，直到做出自己最滿意的味道。

白菜雞肉卷

清新
蒸菜

補鈣，抗衰老

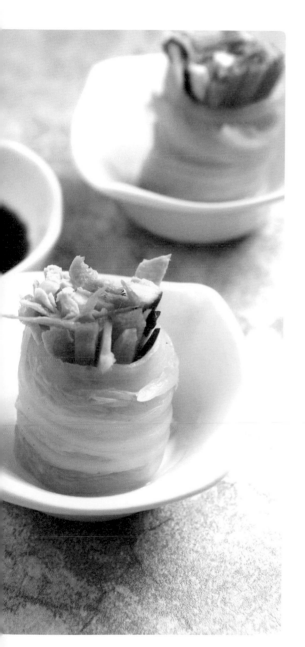

| 蒸鍋 | 20 分鐘 | 2~3 人份 |

	蛋白質	鈣
大白菜	雞肉	蝦皮

材料　大白菜葉 350 克、雞肉 200 克、胡蘿蔔 60 克、香菇 50 克、雞蛋 1 個、蝦皮適量。

調料　鹽 2 克。米酒、醬油、太白粉、植物油、香油各適量。

做法

1. 蝦皮多次用清水沖洗，減少鹽分；大白菜葉洗淨；胡蘿蔔去皮切絲；香菇洗淨切條；雞肉洗淨切絲；雞蛋煎成蛋皮後切絲。將雞肉絲、胡蘿蔔絲、香菇條、蝦皮加鹽、米酒、植物油拌成餡料。

2. 大白菜葉鋪平，放上餡料捲成卷，擺盤。水開後上鍋蒸 20 分鐘，取出。用太白粉、醬油、香油加少許開水調成醬汁，淋上即可。

菜心蒸鹹蛋

清新
蒸菜

緩解疲勞

🍲 蒸鍋　　⏱ 3分鐘　　🧑 1~2人份

蛋白質

大白菜　　+　　鹹鴨蛋

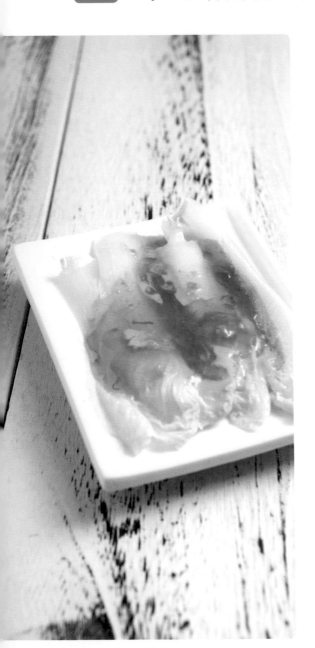

材料　白菜心 200 克、鹹鴨蛋 1 個。

調料　植物油、鹽、鮑魚汁 各適量。

做法

1. 鹹鴨蛋取出蛋黃，搗碎；大白菜心洗淨，加鹽拌勻，醃漬 5 分鐘，變軟後用手稍微擠出水分。

2. 大白菜心加鹹蛋黃碎、植物油拌勻，排入盤中，水開後入蒸鍋蒸 3 分鐘，取出趁熱倒入鮑魚汁拌勻即可。

蒜蒸白菜

清新
蒸菜

促進腸胃蠕動，排毒

蒸鍋　　⏱ 3 分鐘　　👤 1~2 人份

材料　大白菜 200 克、蒜蓉 20 克。

調料　植物油、鹽、鮑魚汁 各適量。

做法

1. 大白菜洗淨，切成片，加鹽拌勻，醃漬 5 分鐘，待變軟後，用手稍微擠一擠水分，加蒜蓉、植物油拌勻，排入盤中。

2. 菜葉鋪平，放上餡料捲成卷，擺盤。水開後上鍋蒸 20 分鐘，取出。用太白粉、醬油、香油加少許水調成醬汁，淋上即可。

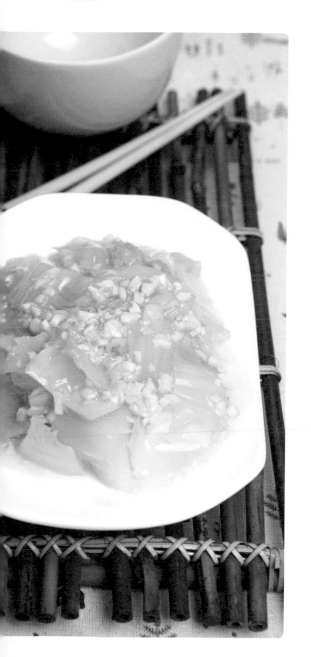

清新蒸菜 雞汁芽白

護膚養顏

🍲 蒸鍋　⏱ 5 分鐘　👤 1~2 人份

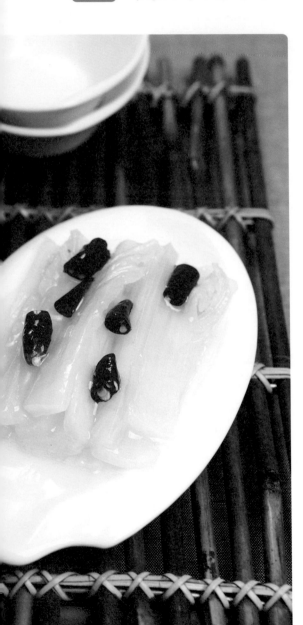

材料　大白菜 200 克、雞汁 300 克、乾紅
　　　辣椒 少許。

調料　鹽、雞精粉、植物油 各適量。

做法

1. 將大白菜洗淨，去老葉，切成 4 公分
   長的段，用開水燙軟，放入涼水中泡
   幾分鐘；乾紅椒切段。

2. 將泡好的大白菜裝盤，加植物油、
   鹽、乾紅辣椒段、雞汁攪拌均勻，放
   在蒸鍋下層，大火蒸 5 分鐘，加點雞
   精粉調味，攪拌均勻即可。

—— 營養提示 ——

大白菜中含有豐富的維生素 C、維
生素 E，可以起到保護皮膚和美容
養顏的作用。

肉末蒸高麗菜

清新
蒸菜

> 緩解胃潰瘍

🍲 蒸鍋　　⏱ 5 分鐘　　👤 1~2 人份

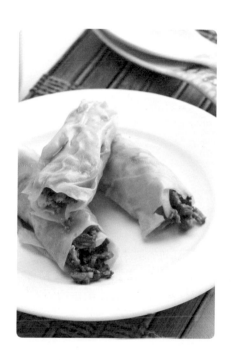

材料　肉末 50 克、高麗菜 200 克。

調料　鹽、蔥末、植物油 各適量。

做法

1. 高麗菜洗淨，撕大片，汆燙至軟。鍋置火上，倒植物油燒熱。

2. 倒入蔥末炒香後，加肉末、鹽炒熟。把肉末倒在高麗菜上，捲成卷，放蒸鍋裡，冒蒸氣後蒸 5 分鐘。

POINT

高麗菜 中含有的維生素 U，是一種「潰瘍癒合因子」，能加速傷口癒合，對潰瘍有著很好的輔助治療作用。高麗菜中含有的鉻可調節血脂，降低血黏度，預防動脈粥樣硬化等心血管疾病。

| 季 | 節 |

露天種植，夏、秋、冬三季可收穫。

| 挑 | 選 |

外葉綠色鮮豔，有一定的厚度，葉脈左右對稱分佈，包裹緊致，有重量感。

| 巧 | 思 | 料 | 理 |

高麗菜洗淨，撕小片，用溫開水加鹽醃一天。調配醬汁：蒜、薑、蘋果、梨按照自己喜歡的口味搭配比例，用料理機攪拌成糊，加適量糖、辣椒攪拌均勻。醃好的高麗菜取出瀝乾水，拌入醬汁，放到冰箱裡冰鎮一天就可以了。此小菜酸爽甜脆，很適合佐粥食用。

清新蒸菜　醬油蒸青江菜

寬腸通便

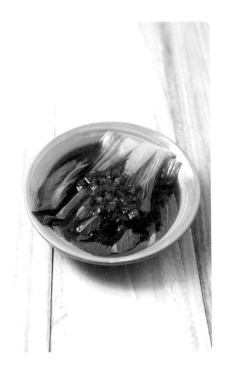

🍲 蒸鍋　　⏱ 3分鐘　　👤 1~2人份

材料　青江菜 150 克、紅辣椒丁 5 克。

調料　薑絲 2 克、蒸魚醬油 10 毫升、植物油適量。

做法

1. 青江菜洗淨，排入盤中，水開後入鍋蒸 3 分鐘取出。

2. 用平底鍋倒入植物油，爆香薑絲，倒入紅辣椒丁略炒，放入蒸魚醬油調成醬汁，淋在青江菜上即可。

POINT

青江菜

含有豐富的膳食纖維，可降低血脂，預防心血管疾病，還有助於促進腸道蠕動，縮短糞便在腸道停留的時間，輔助治療多種便秘，預防腸道腫瘤。青江菜還含有豐富的維生素 C、維生素 E、胡蘿蔔素，有抗衰老、降血壓、預防慢性病等作用。

　　春季吃青江菜好處多。春季是口腔潰瘍的高發期，早春的青江菜富含維生素 C，有清熱解毒的功效，可防治春季易發的口角炎、口腔潰瘍及牙齦出血等疾病。

季節

露天種植，9 月～次年 4 月份可收穫。

挑選

菜葉寬大、鮮綠，離根近而較厚的部分肉厚、硬挺。

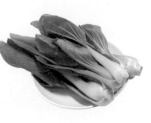

酸湯空心菜

清新蒸菜

有效預防高血壓

[蒸鍋]　[3分鐘]　[1~2人份]

鉀　　　　　　蒜素

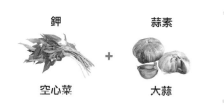

空心菜　　　＋　　大蒜

材料　空心菜 350 克、大蒜 1 球。

調料　花椒 2 克、鹽 4 克。雞精粉、醋、植物油 各適量。

做法

1. 空心菜挑洗乾淨，切大段、排盤；大蒜去皮，切末。

2. 平底鍋倒入植物油燒熱，爆香花椒，加鹽、雞精粉、醋調成汁，淋在空心菜上，再撒上蒜末，蒸鍋水開後入鍋蒸 3 分鐘即可。

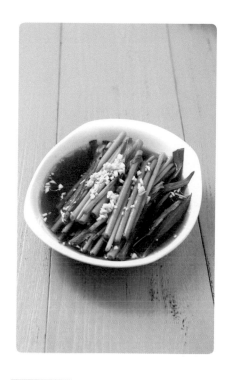

POINT

空心菜 含有豐富的維生素、礦物質和膳食纖維，其含有的鉀能幫助身體排鈉，有效預防高血壓；而其所含的維生素 C 可幫助代謝膽固醇，降脂減肥。

| 季 | 節 |

露天種植，6 ～ 10 月份可收穫。

| 挑 | 選 |

菜葉、菜莖鮮綠、有彈性，根莖粗大硬挺。

| 巧 | 思 | 料 | 理 |

可以將空心菜粗壯的根莖切段，爆香蒜末，加腐乳醬炒一下。另外，還可以將空心菜葉和細莖切碎，與麵粉（玉米粉、黃豆粉和麵粉，比例 3：2：1）按照 2：1 的比例調和，做成空心菜窩頭。一種蔬菜可以變換出多種營養吃法。

清新蒸菜 什錦茄子

緩解視覺疲勞

🍲 蒸鍋　⏱ 15 分鐘　👤 1~2 人份

紫杉醇	β - 胡蘿蔔素
茄子	彩椒

材料　長茄子 400 克。青、黃、紅椒 各半個。

調料　鹽、芝麻醬、植物油 各適量。

做法

1. 長茄子洗淨，橫切成厚圓片，排盤；彩椒洗淨，去籽，切丁；芝麻醬加鹽、少量清水調和。

2. 底鍋放油炒香彩椒丁，排在茄子片上，蒸鍋水開後入鍋蒸 15 分鐘，取出後澆適量芝麻醬即可。

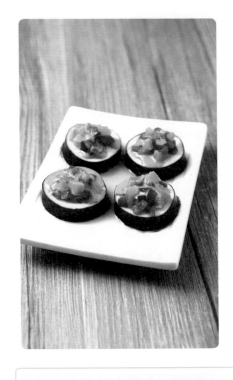

POINT

茄皮 中含有豐富的紫杉醇，這是一種強抗氧化的花青素，可抑制自由基產生，有效延緩衰老。茄子本身富含膳食纖維，可避免膽固醇沉積在血管壁而造成血壓升高，同時還能促進鈉的排出，降低血壓。其所含有的鈣能減輕鈉對血壓的不利影響。

季 節

露天種植，6 ～ 10 月份可收穫。

挑 選

茄蒂直挺，茄果顏色亮、有光澤，果實飽滿沒有皺紋，切開後切口有水分，種籽無變色。

巧 思 料 理

茄子品種豐富，有長茄子、水茄子、白茄子、小茄子等，其中小茄子很適合醃製小菜。小茄子洗淨，帶皮蒸熟，把香菜段、蔥末、豆瓣醬、剁椒醬、白糖拌勻，鋪一層茄子，抹一層醬料，密封冷藏 1 天后就可以吃了。

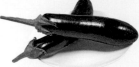

清蒸茄子

清新
蒸菜

避免膽固醇沉積

蒸鍋　　　15 分鐘　　　1~2 人份

鉀

空心菜

+

蒜素

大蒜

材料　茄子 200 克。

調料　醬油(生抽)、鹽、白糖、雞精粉、
　　　香油各適量。

做法

1. 茄子洗淨，去根部，切成 2 段，裝入
   盤中。

2. 放在蒸鍋裡，水開後大火蒸 15 分鐘
   至熟。

3. 將蒸熟的茄子取出，倒掉多餘的湯
   汁。用筷子戳散或者用手撕成細條。

4. 加入醬油(生抽)、鹽、白糖、雞精粉
   和香油拌勻即可。

烹飪妙招

一定要瀝乾淨湯汁，然後加入調味
品，不然湯汁過多會影響口感。

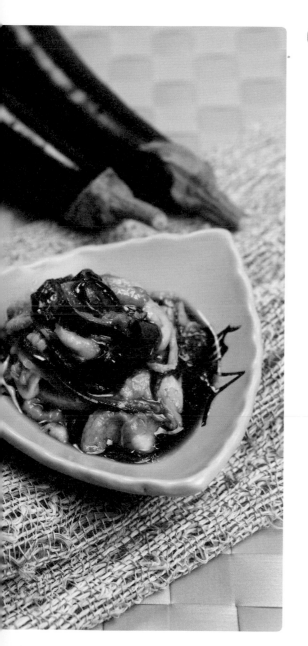

清新蒸菜 蒜蓉蒸茄子

抗衰老

🍲 蒸鍋　　⏱ 20 分鐘　　👤 1~2 人份

材料　茄子 500 克、蒜蓉 20 克。

調料　植物油、鹽、雞精粉、白糖、香油、蔥花、鮮紅椒末 各適量。

做法

1. 將茄子洗淨，從中間剖開，放入盤中。

2. 鍋內倒植物油燒熱，放入蒜蓉、鹽、雞精粉、白糖、鮮紅椒末炒香成蒜蓉汁。將蒜蓉汁澆淋在茄子上，蒸鍋水開後入鍋，大火蒸製 20 分鐘後取出。

3. 撒入蔥花，淋上香油即可。

───── 營 養 提 示 ─────

茄子含有維生素 E，有防止出血和抗衰老的功能，對延緩人體衰老有積極的作用。

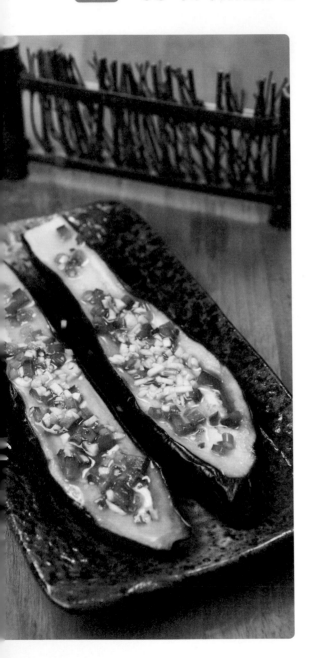

梅乾菜蒸苦瓜

清新
蒸菜

消除疲勞，防苦夏

🍲 蒸鍋　⏱ 10 分鐘　🧍 1~2 人份

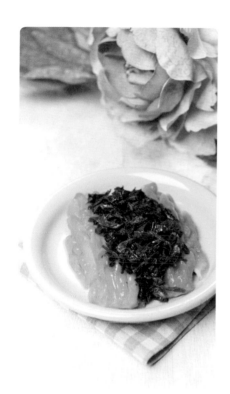

材料　苦瓜 300 克、梅乾菜 100 克。

調料　醬油、冰糖、米酒 各適量。

做法

1. 苦瓜洗淨，切片，把中間的苦瓜心去乾淨，排在盤子裡。

2. 梅乾菜洗淨，加入冰糖、醬油和米酒拌勻，排在苦瓜片上，冷水入鍋，水開後蒸10 分鐘即可。

烹飪妙招

如果覺得苦瓜味苦，可以先用沸水汆燙一下，減少苦味。

POINT

苦瓜 中的瓜苦葉素讓苦瓜呈現出特有的苦味，能增強食欲，防暑度夏。苦瓜中含有的維生素 C 可以幫助緩解身體疲勞，含有的鉀有助於在夏季調節體內水分平衡。

季 節

露天種植，6 ～ 10 月份可收穫。

挑 選

果實呈現出鮮豔的綠色，表皮有光澤，突起形狀完整，拿在手裡有一定重量。

巧 思 料 理

經常用乾苦瓜片泡水可以降火降脂，還有利於瘦身排毒，尤其適合夏天飲用。

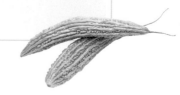

米穀粉蒸南瓜

清新蒸菜

抗氧化，防衰老

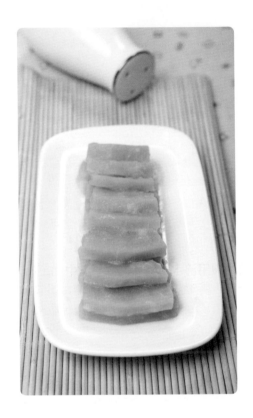

🍲 蒸鍋　⏱ 40 分鐘　👤 1~2 人份

材料　南瓜 150 克、米穀粉 15 克。

調料　蒜頭、芝麻油、鹽 各適量。

做法

1. 南瓜去皮去籽，切厚片；蒜頭壓成蒜蓉。

2. 將蒜蓉、芝麻油和適量鹽加入南瓜片拌勻。混入米穀粉拌勻，並加適量水至所有米穀粉都濕潤但沒有多餘水分的程度。

3. 將拌好的南瓜片放入蒸鍋，水開後蒸 30 ～ 40 分鐘，至南瓜片軟爛，米穀粉蒸熟即可。

POINT

南瓜 含有豐富的抗氧化三寶，即維生素 A、維生素 C、維生素 E，可以預防衰老，改善血液循環。另外，南瓜中含有的胡蘿蔔素在體內可以轉換成維生素 A，可提高身體抵抗力。

季｜節

露天種植，7 ～ 10 月份可收穫。

挑｜選

表皮堅硬、光滑，瓜蒂乾枯如軟木塞，切開後種籽密密麻麻。

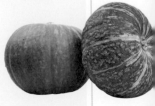

📋 **張曄營養師 溫馨提醒**

南瓜含有大量果膠以及合成胰島素不可缺少的鉻元素，因此糖尿病患者也可以選用，但是糖尿病患者吃南瓜時要注意以下兩點。

1. 儘量不要熬粥，因為稠粥的升糖指數較高。

2. 要把南瓜當成主食的一部分，也就是說進食南瓜時應適當減少主食量。

清新蒸菜　番茄蛤蜊蒸蛋

抗衰老，促進大腦活性

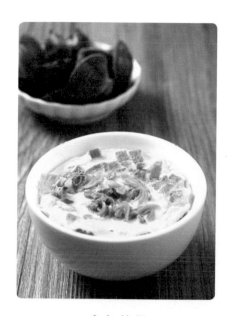

🥘 蒸鍋　　⏱ 12 分鐘　　👤 1~2 人份

番茄　＋　蛤蜊（鐵）　＋　雞蛋（卵磷脂）

材料　番茄 150 克、蛤蜊肉 75 克、雞蛋 1 個。

調料　薑絲、蔥花 各少許。鹽 1 克、醬油（生抽）7 克。米酒、香油 各 2 克。

做法

1. 蛤蜊肉用沸水汆一下，放入碗中加薑絲、米酒、醬油（生抽）、香油拌勻；番茄洗淨，去皮，切丁；雞蛋打入另一個碗中，加鹽和少許清水打散，放入番茄丁攪勻。

2. 蒸鍋水開後，放入盛蛋液的碗，小火蒸 10 分鐘，放上蛤蜊肉，小火蒸 2 分鐘取出，撒上蔥花即可。

烹飪妙招

蛋液用細密的漏網濾去泡沫，蒸出的雞蛋更細膩。

POINT

番茄 中含有豐富的番茄紅素，具有極強的抗氧化性，有預防動脈粥樣硬化、防癌抗癌、養顏抗衰老的作用。番茄所含的蘋果酸、檸檬酸等有機酸有助於潤腸養胃。

經常能看到黃色或者橙色的番茄，這樣的番茄含有豐富的 β- 胡蘿蔔素、隱黃素、順式番茄紅素——都是胡蘿蔔素的色素成分，有很高的抗氧化功效，防癌抗衰老。

季 節

初夏到 9 月能買到露天種植收穫的番茄。

挑 選

成熟上市的番茄蒂發黑，果實飽滿。

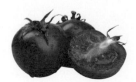

清新蒸菜 五穀豐登

保護血管，養護腸胃

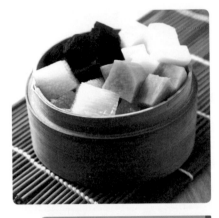

| 竹蒸籠 | 40 分鐘 | 1~2 人份 |

維生素 C	黏液蛋白	鉀
番薯	山藥	馬鈴薯

材料　番薯、山藥、馬鈴薯、紫薯 各適量。

調料　鹽 適量

做法

1. 所有食材洗淨，去皮，切均勻的大塊。

2. 依次擺入蒸籠中，表面撒上鹽，水開後大火蒸 40 分鐘即可。

張曄營養師 溫馨提醒

紫薯含有驚人的能量，富含可抑制活性氧的花青素，有較強的預防衰老、緩解眼睛疲勞、改善肝功能的作用。

POINT

番薯、馬鈴薯、山藥、芋頭

是常見薯類食物，富含膳食纖維，有降脂、降壓、增強消化功能等作用。其中山藥、芋頭中含有豐富的黏液蛋白，番薯和馬鈴薯中也含有少量的黏液蛋白，有助於保持血管彈性，預防動脈粥樣硬化，還可幫助修復胃黏膜，保護腸胃。

季節　露天種植，番薯在秋季收穫；馬鈴薯一般是 6～10 月收穫；山藥秋、冬季可收穫；芋頭秋季收穫。

挑選　番薯：表皮顏色鮮豔有光澤，飽滿，有重量感。
　　　馬鈴薯：圓、滑有重量感，無芽，無綠色斑點。
　　　山藥：下部膨大，表面光滑無傷痕，毛須多。
　　　芋頭：底端表皮緊湊，切開後無紅色斑點，切口沒有紅黑印記。

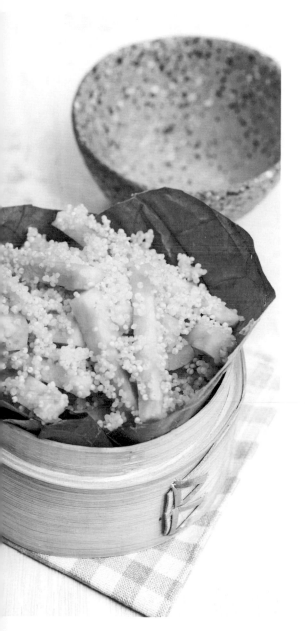

清新蒸菜 荷香小米蒸番薯

維護腸道健康

🎍 竹蒸籠　　⏱ 30 分鐘　　👤 1~2 人份

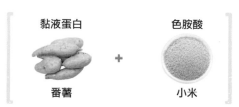

黏液蛋白　　　　　　　色胺酸

番薯　　＋　　小米

材料　番薯 250 克、小米 80 克、荷葉 1 張。

做法

1. 番薯去皮，洗淨，切條；小米洗淨，浸泡 1 小時，撈出；荷葉洗淨，鋪在蒸籠上。

2. 將番薯條在小米中滾一下，沾滿小米，擺入蒸籠中，蓋上蒸蓋，蒸籠冒蒸氣後，蒸 30 分鐘即可。

清新蒸菜 乳酪馬鈴薯泥

輔助降壓又補鈣

蒸鍋　　30 分鐘　　1~2 人份

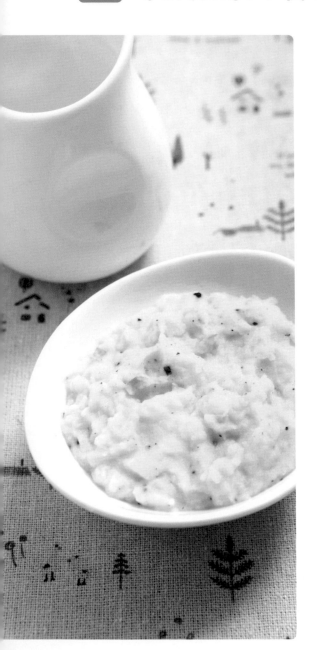

材料　馬鈴薯 200 克、乳酪 20 克、牛奶 100 毫升。

調料　黑胡椒碎、花椒、雞湯、鹽 各適量。

做法

1. 馬鈴薯去皮，切塊，水開後入鍋蒸至爛熟，然後用擀麵棍壓成泥，放入碗中，加入乳酪、牛奶不斷攪拌均勻。

2. 另取鍋燒開雞湯，放入黑胡椒碎和花椒，煮透後加鹽調味，去掉花椒。

3. 將調配好的雞湯倒入馬鈴薯泥中調勻即可，可根據口味決定稀稠。

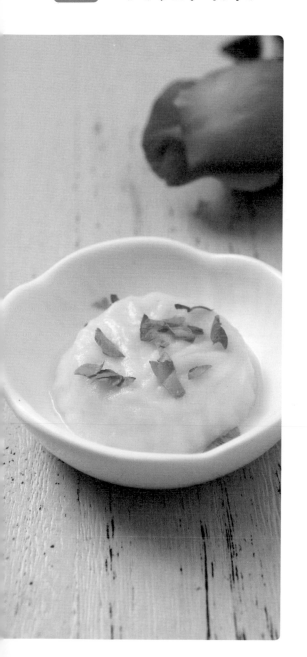

清新蒸菜 玫瑰山藥

美容養顏

🍲 蒸鍋　⏱ 30 分鐘　🧑 1~2 人份

材料　山藥 150 克、玫瑰花 5 克、奶粉 20 克。

調料　白糖 20 克。

做法

1. 山藥去皮，水開後入鍋蒸 30 分鐘至熟，取出。

2. 熟山藥切小塊，連同奶粉、白糖一起放入保鮮袋壓成泥，然後將山藥泥填入模具中，壓實定型，反扣在盤中，撒上掰碎的玫瑰花瓣即可。

─── 營 養 提 示 ───

山藥中含有的維生素 B 群，有助於促進新陳代謝，維持肌膚健康；玫瑰中的維生素 C 可使黑色素沉著減少，使皮膚白皙。

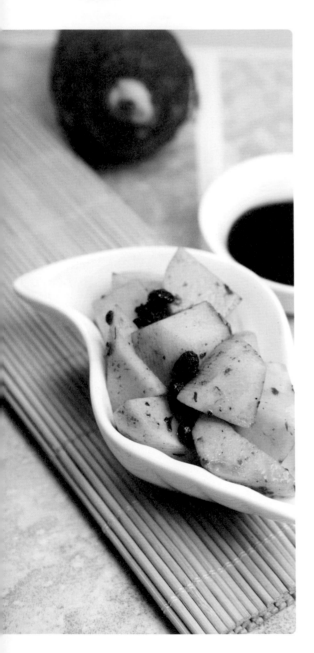

清新蒸菜 豆豉蒸芋頭

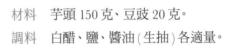

預防糖尿病

🍲 蒸鍋　⏱ 30 分鐘　👤 1~2 人份

材料　芋頭 150 克、豆豉 20 克。

調料　白醋、鹽、醬油（生抽）各適量。

做法

1. 把芋頭洗淨，去皮，加入適量白醋、鹽浸泡，稍泡一會兒，洗淨，加豆豉拌勻。

2. 蒸鍋中加水，將芋頭放入蒸籠，蓋上蓋子，先大火燒開，再轉小火蒸 30 分鐘。切塊裝盤，吃的時候沾點醬油（生抽）即可。

---- 營 養 提 示 ----

芋頭中含有的維生素 E，具有抗氧化作用，有助於消除疲勞，預防糖尿病。

蠔油三菇

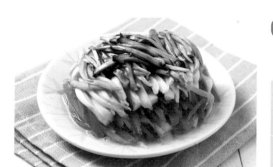

延緩衰老

🍲 蒸鍋　⏱ 15 分鐘　👤 2~3 人份

維生素 **B2**、鐵、鋅、硒

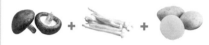

香菇　　　雞腿菇　　　白玉菇

POINT

菌菇類、藻類食材

　　日常生活中常見的菌菇類食物有香菇、平菇、金針菇、草菇、雞腿菇、茶樹菇、白玉菇、銀耳和木耳等，其中富含維生素和礦物質，尤其是維生素 B2、維生素 E、鐵、鋅和硒，其含量是其他食物的數倍。經常食用，可全面調節人體生理機能，促進新陳代謝、延緩衰老、防癌抗癌。

　　藻類食材中含有豐富的磷、鎂、鈉、鉀、鈣、碘、鐵、矽、錳、鋅等礦物質，經常吃對高血壓、糖尿病等多種疾病有輔助治療作用。常食用的藻類食物有紫菜、裙帶菜、海帶等。

季 節

一年四季。

挑 選

菌菇類：乾淨、無斑、無腐爛。
藻類：正常顏色是褐綠色和深褐綠色。如果顏色過於鮮豔，則要慎重購買。

材料　香菇 50 克、雞腿菇 50 克、白玉菇 50 克、白菜 100 克、胡蘿蔔 30 克。

調料　太白粉水、香油、醬油 (生抽)、蠔油 各適量。

做法

1. 香菇洗淨，切絲；雞腿菇、白玉菇挑洗乾淨，切絲；胡蘿蔔洗淨，去皮切絲；白菜洗淨，切絲。

2. 取小碗，按照順序排放香菇絲、雞腿菇絲、白玉菇絲、胡蘿蔔絲、白菜絲，水開後入鍋大火蒸 15 分鐘，取出倒扣入盤。

3. 用平底鍋倒入蠔油，加醬油 (生抽) 和適量清水煮開，滴入香油，淋入太白粉水勾芡，將芡汁倒入盤中即可。

海帶蒸卷

清新蒸菜

預防高血脂症

🍱 蒸鍋　　⏱ 15 分鐘　　👤 2~3 人份

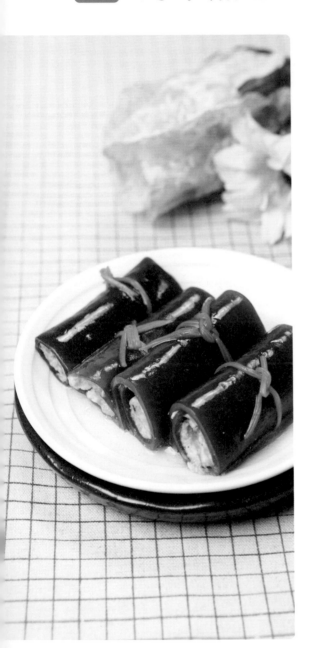

材料　泡發海帶 200 克、肉餡 100 克。豆腐、鮮香菇 各 50 克。

調料　鹽、濃醬油(老抽)、太白粉水、蔥末、薑末、香油、乾太白粉、香菜梗 各適量。

做法

1. 泡發海帶洗淨，切大片；鮮香菇洗淨，切丁；豆腐碾碎，加肉餡、蔥末、薑末、香菇丁，放濃醬油(老抽)、鹽、太白粉水拌勻；香菜梗燙軟。

2. 將海帶鋪平撒上太白粉，放上肉餡捲成卷，綁上香菜梗，蒸鍋水開後入鍋，大火蒸 15 分鐘，乾太白粉加水和香油勾芡汁淋上即可。

営養提示

海帶中含有豐富的膳食纖維，可促進排泄，降低膽固醇，預防高血脂症。

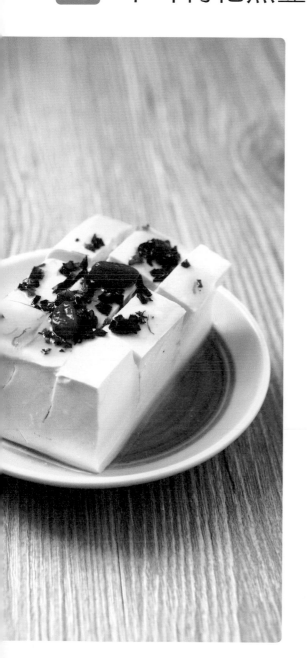

清新
蒸菜
木耳枸杞蒸豆腐

防癌，抗癌

蒸鍋　　10 分鐘　　2~3 人份

膳食纖維　枸杞多糖　蛋白質

木耳　＋　枸杞子　＋　豆腐

材料　豆腐 150 克、水發黑木耳 100 克、
　　　枸杞子 適量。

調料　干貝汁 適量。

做法

1. 水發黑木耳洗淨，切碎；枸杞子洗淨。

2. 豆腐擺在盤中，用刀橫豎各劃兩刀切
   出不散落的大塊，撒上木耳碎、枸杞
   子，再淋上干貝汁，蒸鍋水開後入鍋
   蒸 10 分鐘即可。

清新蒸菜 茶樹菇蒸牛肉

預防貧血

🍲 蒸鍋　　⏱ 25 分鐘　　👤 1~2 人份

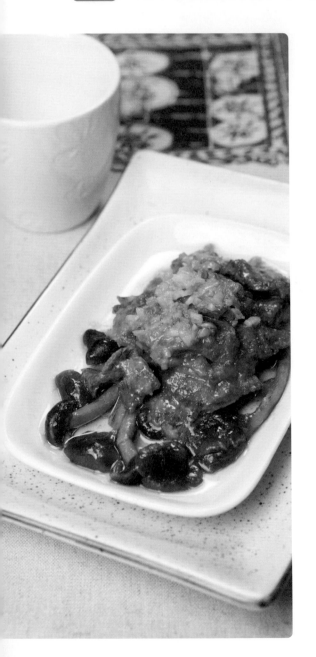

維生素 B 群　　　　　鐵

茶樹菇　　＋　　牛肉

材料　牛肉 75 克、茶樹菇 50 克。

調料　鹽、米酒、蠔油、胡椒粉、薑末、蒜蓉、太白粉水 各適量。

做法

1. 牛肉洗淨，切薄片，加米酒、胡椒粉、蠔油、薑末、太白粉水醃 10 分鐘；茶樹菇洗淨，放盤中，撒少許鹽拌勻。

2. 將牛肉放在茶樹菇上，再鋪一層蒜蓉，放入沸水蒸鍋中，大火蒸 25 分鐘即可。

蒸香菇盒

清新
蒸菜

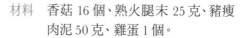

預防血管硬化

| 🍲 蒸鍋 | ⏱ 10 分鐘 | 👤 1~2 人份 |

材料　香菇 16 個、熟火腿末 25 克、豬瘦
　　　肉泥 50 克、雞蛋 1 個。

調料　醬油、太白粉水、蔥花、香油、鹽、
　　　白糖、雞精粉、太白粉 各適量。

做法

1. 豬瘦肉泥加入熟火腿末、蔥花、醬油、
鹽、白糖、雞精粉、太白粉，打入雞
蛋，拌成肉餡。

2. 香菇洗淨，煮沸，撈出攤平，壓平。
取其中 8 個，菇面向下，灑太白粉，
每個香菇上放餡，用餘下 8 個香菇蓋
起來，即成香菇盒生麵團，整齊地擺
在盤內，放鍋中蒸 10 分鐘。

3. 鍋燒熱，加清水、醬油、鹽和雞精粉
煮開，用太白粉水勾芡，淋香油。醬
汁淋在香菇盒上即可。

───── 營養提示 ─────

香菇含香菇嘌呤等核酸物質，能
促進膽固醇的分解和排泄，改善
動脈硬化並使血壓降低。

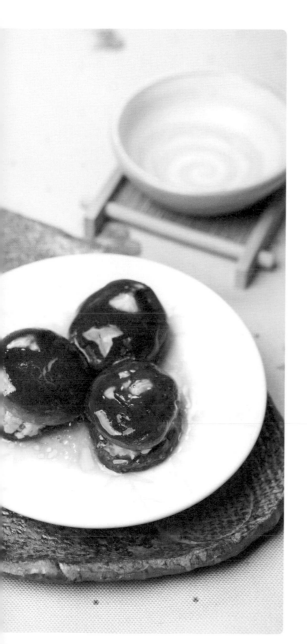

噴香畜禽肉

膳食指南

哪種肉都別過量，建議每天攝入 40 ～ 75 克

均衡的飲食要求我們每天攝入一定量的動物性食物，但是任何一種肉類都不能過量，攝入過多都會增加肥胖、糖尿病和心血管疾病等慢性病的發病風險。因此，《中國居民膳食指南》建議畜禽肉類攝入量為每天 40 ～ 75 克。

肉類在保證適量的前提下，還要注意選擇，同一種肉的不同部位脂肪含量不同。以 100 克肉為例，紅肉的脂肪含量大於白肉，而動物腦、動物內臟的脂肪含量又大於肉的部分。

畜肉：補鐵好來源

豬肉、牛肉、羊肉等畜肉，也統稱為紅肉，是鐵的極佳來源，其所含的鐵以血紅素鐵的形式存在，極易吸收利用，可以預防貧血。而且，畜肉富含蛋白質，其氨基酸的組成成分與人體需要十分接近，是構建肌肉的重要物質，能提高免疫力，促進生長發育。

食用動物內臟建議每月 2 ～ 3 次，每次 25 克

常見的動物內臟主要有肝、腎、心、血，這些內臟中鐵的含量很高，並且以血紅素鐵的形式存在，比植物性食物中的鐵更容易被人體吸收，可以有效預防貧血。不僅如此，動物內臟還富含脂溶性維生素、維生素 B 群、硒等，對健康有益。

但是動物內臟中膽固醇含量較高，一些需要控制膽固醇攝入量的疾病患者要慎食。食用動物內臟，以每月 2 ～ 3 次，每次 25 克左右為宜。為避免豬肝的安全隱患，應購買來源可靠的豬肝，在烹調時一定要徹底熟透再吃。

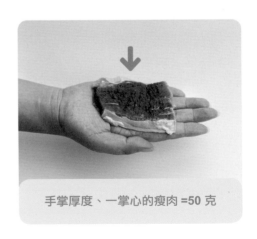

手掌厚度、一掌心的瘦肉 =50 克

禽肉：低脂，高蛋白質

雞、鴨等禽肉中，蛋白質含量高，是優質蛋白質來源之一。與紅肉相比，禽肉（白肉）脂肪含量低，且以不飽和脂肪酸為主，能夠比較全面地提供人體所需的營養。同時，禽肉也是磷、鐵、銅和鋅等的好來源，並富含維生素 E、維生素 B 群、維生素 A，以肝臟中的含量為最高；禽肉中還含有含氮浸出物，這些物質能賦予肉湯具獨特的鮮味。

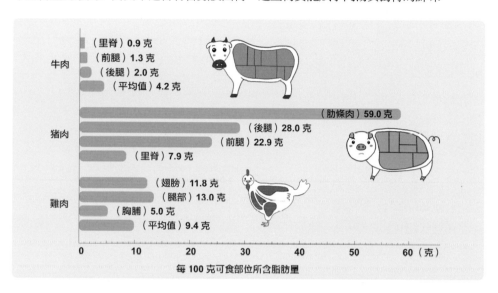

每 100 克可食部位所含脂肪量

 ### 蒸製訣竅

選瘦去肥，減少脂肪攝入

紅肉存在飽和脂肪酸含量較高的情況，進食過多會導致心血管疾病，所以，紅肉的飲食秘訣是優選瘦肉，去除肥肉和脂肪層，減少脂肪攝入。不過並不是完全不能吃肥肉，梅乾菜扣肉等需要用到五花肉，只要適量就好。

切小塊，把好嘴關

在蒸肉時，為避免不自覺吃下過量的肉，可將肉切成小塊，這樣看起來分量較多，但吃進去的肉量會比吃大塊肉少，攝入的脂肪量也相對減少了。同時，吃肉類的時候要多搭配一些新鮮蔬菜，以保證營養均衡。

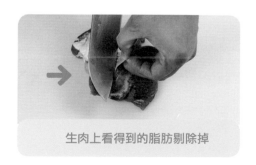

生肉上看得到的脂肪剔除掉

豬肉 含完全蛋白質和脂肪，可促進生長發育、提供熱量，還能提供血紅素鐵，改善缺鐵性貧血。

牛肉 蛋白質含量高，脂肪含量低，富含多種氨基酸、鋅、維生素B群、鐵等，能提高機體抗病能力，修復組織，增長肌肉。

羊肉 肉質細嫩，容易消化，可去濕氣、暖心胃，補腎壯陽。

雞肉 蛋白質含量高，且易於被人體吸收，還含有維生素B群，可增強體力、強壯身體、消除疲勞。

鴨肉 富含蛋白質，消化率高，易消化吸收，還含有維生素B群和維生素E，有效抗衰老，其所含的菸鹼酸對心肌梗塞等心臟疾病患者有保護作用。

季 節

肉類沒有較強的當季性，一年四季都可以。

挑 選

有光澤，淡紅色，無囊腫和淋巴顆粒結節；聞起來無異味；用手按一下，有彈性能馬上恢復。買肉時要去正規的大超市或者有安全衛生許可的店家購買，在品質上有國家食品檢疫的保證。

巧 思 料 理

　自製牛肉條，健康小零食。選牛的純瘦肉，剔除筋膜，反復清洗去血水。入鍋加淹過牛肉的清水，放入兩片生薑、八角、香葉、丁香、桂皮、少許醬油、濃醬油（老抽）、冰糖、鹽，大火煮開後轉小火燉40分鐘，至肉用筷子稍用力可插入。

　撈出牛肉切粗條，起油鍋，小火，倒稍多點兒油，下牛肉條煸炒至顏色變深，夾出牛肉條，留少許底油，將牛肉條倒入，按口味加入五香粉、孜然粉、糖、鹽等調料，稍翻即可，如果習慣吃更有嚼勁的可以多炒一會。

張曄營養師 溫馨提醒

以天為單位，不同種類的肉交替吃

　理想的膳食狀態是，每天食用多種肉類的總量控制在75克以內。如果做不到每天進食好幾種肉類，也可以天為單位交替食用，如今天吃豬肉，明天改吃牛肉，後天吃雞肉。總之在總量不變的前提下要經常變化，以保證營養均衡，不要同一種肉類一直吃。

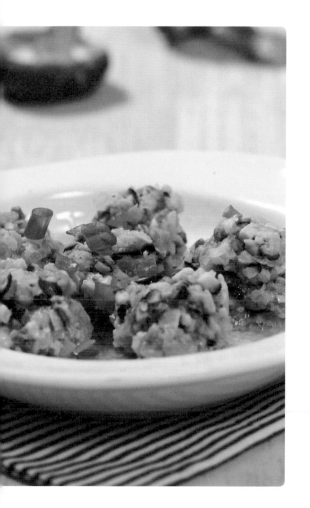

香菇藕丸

清新蒸菜

> 提高免疫力

| 🍲 蒸鍋 | ⏱ 20 分鐘 | 👤 2~3 人份 |

蛋白質	黏液蛋白	β - 葡聚糖
豬瘦肉	蓮藕	香菇

材料　豬瘦肉、蓮藕 各 100 克。香菇 200 克。

調料　鹽 2 克。太白粉、蔥花、香油 各適量。

做法

1. 香菇洗淨、去蒂、切碎；豬瘦肉剁碎成末；蓮藕洗淨、削皮，用刨絲器磨成藕蓉，擠掉水分。

2. 將香菇碎、肉末、藕蓉盛入同一個碗內，加入適量太白粉、少許鹽，朝一個方向攪拌均勻後，用力捏成一個個小丸子排入蒸盤中。

3. 蒸鍋水開後，將蒸盤入鍋蒸 20 分鐘取出，調入香油，撒上蔥花即可。

營養提示

β - 葡聚糖是蘑菇特有的營養元素，是一種不溶性膳食纖維，有保護身體不受病毒侵襲，提高免疫力，防癌抗癌的作用。

臘八豆蒸排骨

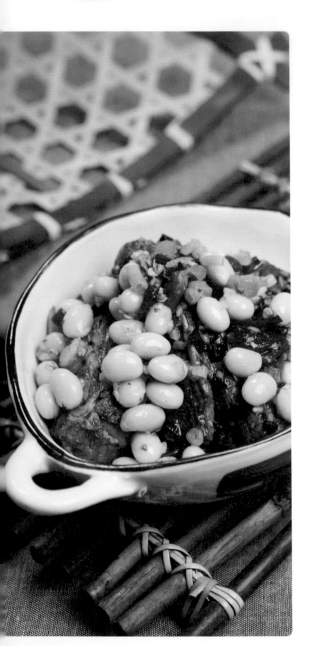

清新蒸菜

增強體質

🍲 蒸鍋　⏱ 60 分鐘　👤 3~4 人份

材料　豬排骨 300 克、臘八豆 50 克。

調料　植物油、鹽、雞精粉、蠔油、排骨醬、乾辣椒末、胡椒粉、薑末、蔥花 各適量。

做法

1. 豬排骨洗淨，剁成 3 公分長的段，加鹽、雞精粉、蠔油、排骨醬醃漬 1 小時，裝入碗內。

2. 鍋置火上，倒植物油燒熱，放入薑末、臘八豆、乾辣椒末煸香，然後蓋在豬排骨上。

3. 將其放入沸水蒸鍋中，蒸 1 小時取出，撒上蔥花、胡椒粉即可。

清新 蒸菜

梅乾菜蒸肉

幫助新陳代謝

蒸鍋　　15 分鐘　　1~2 人份

材料　五花肉 75 克、梅乾菜 100 克、乾
　　　辣椒末 20 克。

調料　植物油、鹽、雞精粉、米酒、蠔
　　　油、醬油、香油、鮮湯、蔥花、豆
　　　豉 各適量。

做法

1. 五花肉洗淨，切片，加鹽、雞精粉、
   米酒、蠔油、醬油、豆豉拌勻，裝入
   蒸碗。

2. 鍋內倒植物油燒熱，下乾辣椒末、梅
   乾菜炒勻，倒在五花肉上，略加鮮湯。

3. 將碗放入沸水蒸鍋中，大火蒸 15 分
   鐘，待肉熟後吐油取出，淋上香油，
   撒上蔥花即可。

── 營 養 提 示 ──

豬肉中維生素 B1 的含量居肉類之
首，能促進人體新陳代謝。

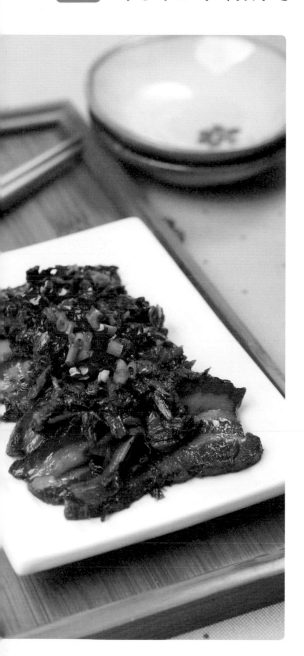

清新蒸菜 香菜蒸牛肉

增強肌力

🍲 蒸鍋　⏱ 15 分鐘　👤 1~2 人份

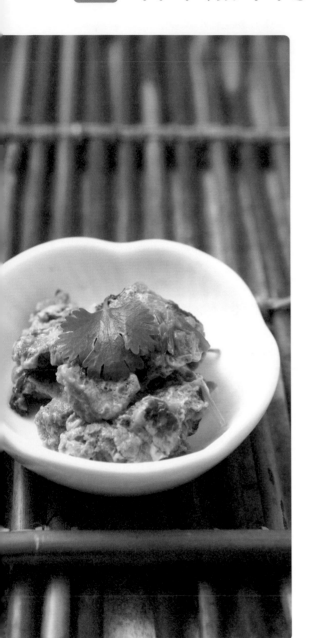

材料　牛肉 75 克、香菜 20 克、雞蛋 1 個。

調料　米酒、醬油(生抽) 各 8 克。胡椒粉、鹽、太白粉 各適量。

做法

1. 牛肉洗淨，切片，加米酒、醬油(生抽)、蛋清、鹽、胡椒粉、太白粉拌匀醃 30 分鐘；香菜洗淨，切段。

2. 醃好的牛肉加入香菜拌匀，放入蒸鍋，水開後大火蒸 15 分鐘即可。

───── 營 養 提 示 ─────

牛肉中含有豐富的肌氨酸，被稱為「肌肉的燃料之源」，在人體內轉化為能量，增強肌力。

清新蒸菜 南瓜粉蒸牛肉

病後調養

🍲 蒸鍋　⏱ 60 分鐘　👤 3~4 人份

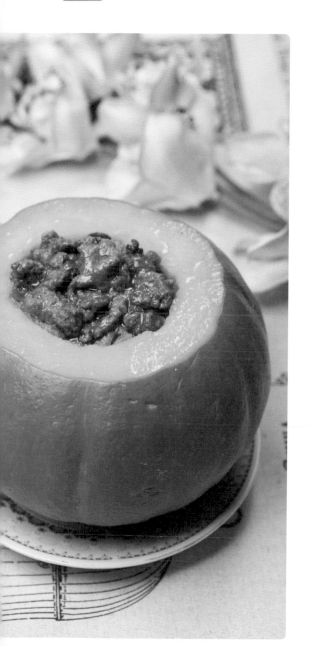

材料　南瓜 1 個（約 1000 克）、牛肉 300 克、蒸肉米穀粉 150 克。

調料　花椒、醬油、白糖、豆瓣醬、米酒、香油、腐乳、雞湯、鹽 各適量。

做法

1. 南瓜尾部略微切掉，使之能夠穩當地立在盤子裡，將頂部約 1/5 處切開，掏出瓜瓤和瓜籽，切掉一部分多餘的瓜肉，做成漂亮的南瓜碗。

2. 牛肉洗淨，切成大薄片，加入花椒、醬油、白糖、米酒、香油、腐乳、豆瓣醬和鹽，攪拌均勻，醃漬 20 分鐘。

3. 將醃漬好的牛肉片拌入蒸肉米穀粉和雞湯，抓勻，塞入南瓜碗裡，入鍋，加足水，大火燒開後轉成小火，蒸 60 分鐘即可。

清新蒸菜 家常榨菜蒸牛肉

補充血紅素鐵

🍲 蒸鍋 ⏱ 8 分鐘 👤 3~4 人份

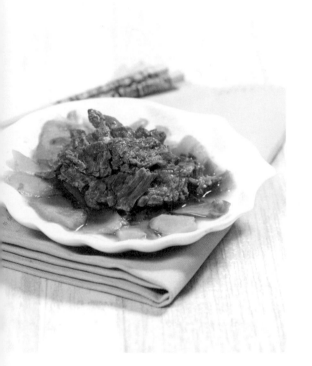

材料　牛肉片 300 克、片狀榨菜 1 袋。

調料　醬油(生抽)、胡椒粉、白糖、麻油、太白粉水、植物油 各適量。

做法

1. 榨菜用清水沖洗去鹽；牛肉片加入醬油(生抽)、胡椒粉、白糖、麻油攪拌均勻，醃漬 30 分鐘，加太白粉水拌勻。

2. 將榨菜鋪在盤子底部，上面放牛肉，淋上少許植物油，放入蒸鍋中，水燒開後蒸 8 分鐘即可。

營 養 提 示

牛肉中血紅素鐵含量尤其豐富，同時牛肉中蛋白質和鋅的含量也較高，而脂肪含量低，是補鐵的很好選擇。

絲瓜鹹蛋蒸羊肉

清新
蒸菜

補腦，健腦

🍲 蒸鍋　⏱ 30 分鐘　👤 1~2 人份

優質蛋白質	卵磷脂	維生素 B
羊肉	鹹蛋黃	絲瓜

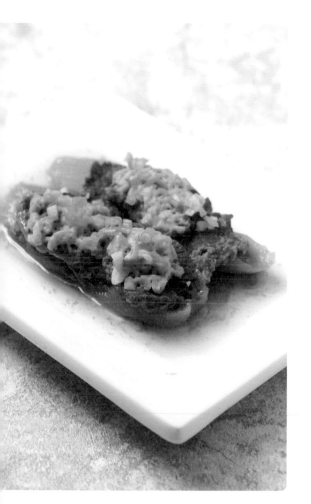

材料　羊肉 75 克、絲瓜 160 克、鹹蛋黃 1 個。

調料　薑末 5 克、蔥花 3 克、蒜末 10 克。胡椒粉、鹽 各 1 克。醬油 (生抽) 5 毫升。米酒、太白粉 各 10 克。

做法

1. 絲瓜洗淨去皮，切段；羊肉反復洗淨血水，切片；鹹蛋黃碾碎。

2. 將羊肉裝人碗中，加入米酒、醬油 (生抽)、鹽、薑末、胡椒粉拌勻，再倒入太白粉，按順時針攪拌均勻，醃漬 10 分鐘。

3. 絲瓜排盤，上面放上醃好的羊肉片，撒上蒜末、蛋黃碎，放入蒸鍋，水開後蒸 30 分鐘，取出撒上蔥花即可。

營養提示

蛋白質、卵磷脂、維生素 B 都是有助於大腦健康的營養素，3 種食材搭配食用有補腦健腦的作用。

粉蒸羊肉

清新蒸菜

開胃，增食欲

蒸鍋　　⏱ 20 分鐘　　👤 1~2 人份

材料　羊肉 75 克、蒸肉米穀粉 20 克。

調料　蔥絲、薑末、米酒、豆瓣辣醬、茴香籽、八角、香菜、香油、雞精粉、紅油辣椒、胡椒粉、鹽 各適量。

做法

1. 羊肉洗淨，切薄片，放入蔥絲、米酒、薑末、鹽、雞精粉攪拌勻，醃漬 10 分鐘。

2. 將茴香籽、八角放入鍋中炒香，倒出壓碎；將豆瓣辣醬放入鍋中炒出香味，加少量水，放入蒸肉米穀粉，拌勻裝盤，放入蒸鍋，水開後大火蒸 5 分鐘取出。

3. 將醃漬好的羊肉片加胡椒粉、紅油辣椒和蒸好的蒸肉米穀粉拌勻，放入蒸鍋蒸 20 分鐘取出，撒上香菜，淋上香油即可。

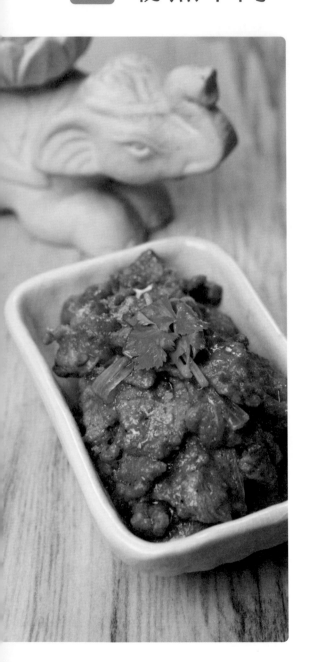

清新 蒸菜　白蘿蔔羊肉卷

溫補氣血

🍲 蒸鍋　⏱ 15 分鐘　👤 1~2 人份

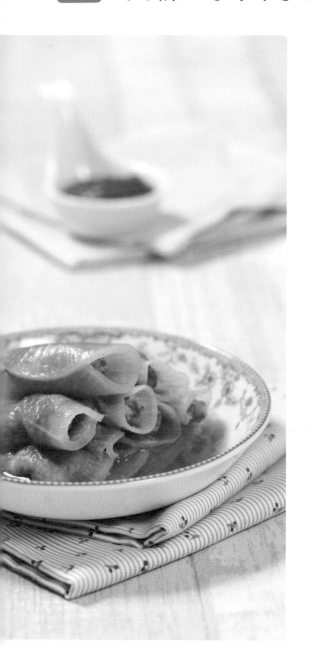

材料　羊肉 50 克、白蘿蔔 100 克。

調料　薑末、蒜末 各 3 克。鹽 2 克、醬油
　　　適量。

做法

1. 白蘿蔔洗淨,切薄片,用沸水汆燙至
　 軟;羊肉剁成餡,放入碗內,加薑末、
　 蒜末、醬油、鹽後,用勺子朝一個方
　 向攪拌均勻,醃漬 15 分鐘。

2. 將羊肉末放在蘿蔔片上,捲成卷,完
　 全包住肉末,用乾淨的牙籤穿插固定,
　 放進蒸盤中,蒸鍋加水燒開後,入鍋
　 蒸 15 分鐘即可。

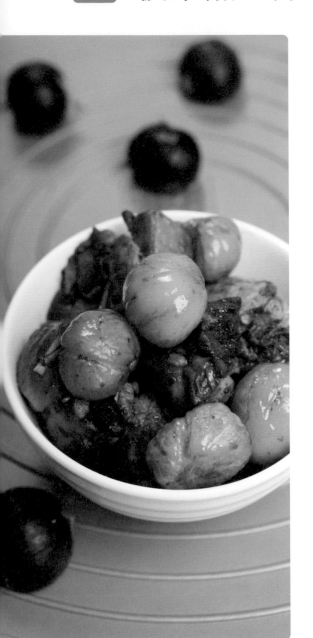

清新蒸菜 板栗蒸土雞

體虛補充營養

🍲 蒸鍋   ⏱ 30 分鐘   👤 3~4 人份

材料   純土雞 750 克、板栗 250 克。

調料   辣椒醬、蔥末、薑末、米酒、鹽、醬油、胡椒粉、雞精粉、植物油 各適量。

做法

1. 土雞剁塊；蔥末、薑末放入米酒拌勻，醃漬 3 分鐘後將汁倒出備用。

2. 雞塊用蔥薑汁醃漬約 3 小時後將汁瀝出，放入植物油、鹽、雞精粉、胡椒粉、醬油、辣椒醬、板栗調好味拌勻，放入蒸鍋水開後大火蒸 30 分鐘至熟即可。

---- 營養提示 ----

雞肉中的蛋白質含量高，脂肪含量不多，且多為不飽和脂肪酸，適合體質虛弱、病後或產後的人補充營養。

金針菇蒸雞腿

清新
蒸菜

預防大腸癌

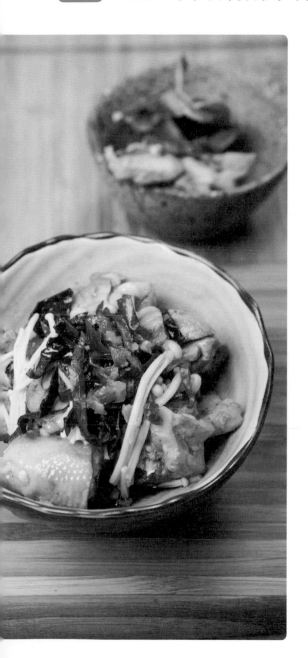

蒸鍋　　15 分鐘　　1~2 人份

甲硫氨基酸		膳食纖維
	+	
雞腿		金針菇

材料　雞腿 75 克、金針菇 50 克、泡發
　　　黑木耳絲 30 克。

調料　薑蓉、蒜蓉、蠔油、白糖、雞汁、
　　　鹽 各適量。

做法

1. 雞腿洗淨，瀝乾，切塊；金針菇去根
部，洗淨，一切兩半。

2. 將蠔油、白糖、雞汁、鹽、薑蓉、蒜
蓉和清水拌勻，做成醬汁。

3. 雞腿塊放在碗中，鋪一層黑木耳絲和
金針菇，均勻地澆 一層醬汁，再蓋上
一層保鮮膜，放入蒸鍋，水開後大火
蒸 15 分鐘即可。

營 養 提 示

雞肉中含有甲硫氨基酸，與金針
菇中的膳食纖維共同發揮作用，
能幫助人體排泄、改善便秘，預
防大腸癌。

清新蒸菜 糯香雞翅

溫中補脾，益氣養血

🍲 蒸鍋　　⏱ 8 分鐘　　👤 3~4 人份

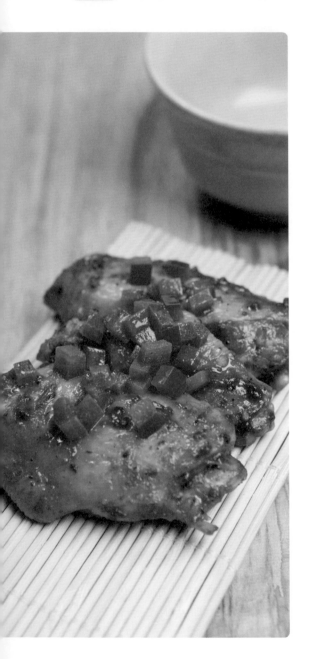

材料　雞翅 (中) 400 克、糯米粉 50 克。

調料　香辣醬、米酒、鹽、植物油、雞精
　　　粉、薑末、蔥末、鮮紅椒 各適量。

做法

1. 雞翅洗淨，加蔥末、薑末、鹽、米酒
　 醃漬；鮮紅椒洗淨，切丁。

2. 將雞翅瀝乾水，加香辣醬、雞精粉拌
　 勻，醃漬 15 分鐘。

3. 將雞翅加入適量植物油，再均勻地沾
　 上糯米粉，入鍋大火蒸 8 分鐘，取出，
　 撒上鮮紅椒丁即可。

香芋蒸鴨

清新
蒸菜

養護心臟

🍲 蒸鍋　　⏱ 30 分鐘　　🧍 3~4 人份

菸鹼酸

鴨

＋

黏液蛋白

芋頭

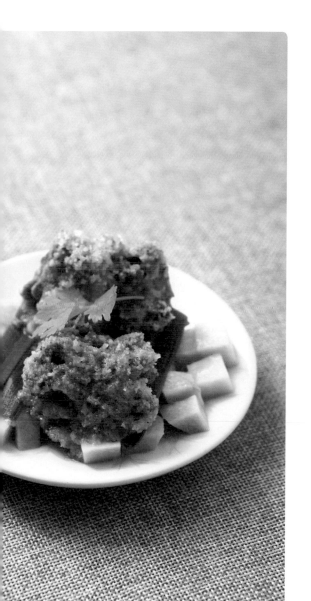

材料　鴨肉塊 400 克、芋頭 200 克、蒸肉米穀粉 60 克。

調料　鹽、蠔油各 3 克。米酒、醬油(生抽)各 8 克。雞精粉 2 克。青蒜葉、香菜葉、薑片、植物油 各適量。

做法

1. 芋頭去皮，切小方塊；鴨肉塊洗淨血水，加米酒、薑片、醬油(生抽)、雞精粉、鹽、蠔油、植物油醃漬 15 分鐘，然後加入蒸肉米穀粉攪拌均勻。

2. 將芋頭排入盤中，鋪上青蒜葉，再放上鴨肉塊，放入蒸鍋，水開後大火蒸 30 分鐘，取出，撒上香菜葉即可。

──── 營 養 提 示 ────

鴨肉中所含的維生素 B 群和維生素 E 較其他肉類多，含有較為豐富的菸鹼酸，對心肌梗塞等心臟疾病患者有保護作用。

清新蒸菜 荷香蒸鴨

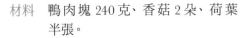 改善虛弱，食欲不佳

🍲 蒸鍋　⏱ 30 分鐘　👤 2~3 人份

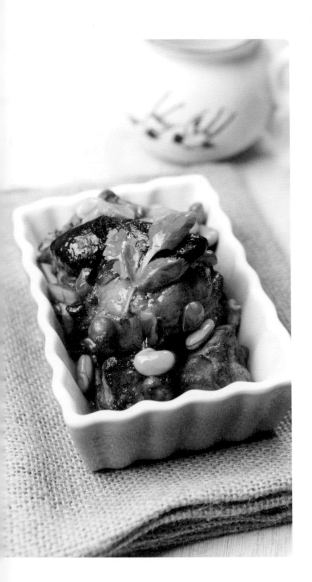

材料　鴨肉塊 240 克、香菇 2 朵、荷葉半張。

調料　醬油(生抽)、米酒 各 8 毫升。薑片、蔥花、鹽、胡椒粉、太白粉 各適量。

做法

1. 鴨肉塊洗淨，加米酒、醬油(生抽)、薑片、蔥花、鹽、胡椒粉拌勻，醃漬 30 分鐘；香菇洗淨，切塊。

2. 香菇放入醃好的鴨塊中，加太白粉拌勻，用洗淨的荷葉包裹起來，放入蒸鍋，水開後大火蒸 30 分鐘即可。

───── 營 養 提 示 ─────

中醫認為鴨肉性涼，特別適合體內有熱、上火的人食用。

嫩滑豆腐、蛋

膳食指南

大豆及豆製品是素中之葷

　　大豆不單指黃豆，還包括黑豆、青豆等，大豆及其製品，有植物肉、素中之葷之稱。大豆及其製品的優勢在於富含的植物蛋白更易於消化，在人體中的利用率高，還在於其不含膽固醇，脂肪含量低，且主要為不飽和脂肪酸。大豆及其製品中還含有獨特的成分，如膳食纖維、卵磷脂、大豆異黃酮、低聚糖等，在通便、降血脂、抗動脈硬化、抗癌等方面效果顯著。《中國居民膳食指南》建議每天食用大豆及其製品 25 ～ 30 克。

豆製品的好處

可降低血液中的膽固醇、減低患冠狀動脈心臟病的危險

每天一個蛋，蛋黃別浪費

　　雞蛋中蛋白質的含量約為 13%，蛋黃中維生素含量高且種類較為齊全，包括所有維生素 B 群、維生素 A、D、E、K，以及微量的維生素 C，還有豐富的礦物質。

　　雖然蛋黃中的膽固醇含量頗高，但是健康的身體可以有效地將吃進去的膽固醇和合成出來的膽固醇調節在平衡狀態，而且蛋黃是卵磷脂極好的來源，具有降低血液膽固醇、促進脂溶性維生素吸收的作用。所以，建議每天吃 1 個雞蛋，蛋白、蛋黃都要吃。如果是患有代謝性疾病的人，可以每週適量補充。

蒸製訣竅

蒸蛋嫩滑、無孔洞、不粘底竅門

1. 碗底抹幾滴油，蒸出的雞蛋不黏底。
2. 打散雞蛋時加入溫水不容易打出泡沫。蛋液與水的最佳比例是 1：2；想要口感滑嫩，比例調成 1：3；想要口感軟嫩，比例調成 1：4。
3. 蒸雞蛋羹時，蓋上保鮮膜後用牙籤戳幾個洞，或者用一根筷子卡在鍋蓋下露出透氣小縫隙，避免蒸出的雞蛋羹出現孔狀。
4. 用中火蒸雞蛋羹，避免用大火蒸讓雞蛋羹出現孔洞和變老。

蒸豆腐去水是關鍵

　　豆腐中含水量較高，蒸的過程中很容易釋放水分，破壞菜餚口感，所以可以在烹飪之前先將豆腐靜置半小時，如果需要豆腐泥，直接在濾網上碾碎，濾去水分。

清新蒸菜 酸菜蒸豆腐

預防骨質疏鬆

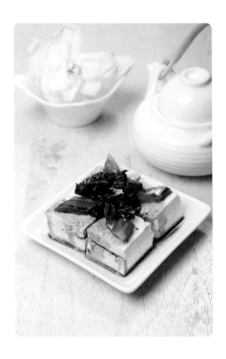

🍲 蒸鍋　⏱ 7分鐘　👤 2~3人份

材料　老豆腐200克、酸菜75克、豆豉50克。

調料　植物油、醬油、薑各適量。

做法

1. 酸菜洗淨，切小薄片，用清水浸15分鐘，擠乾水，放入開水鍋中煮2分鐘撈起，擠乾；老豆腐洗淨，切厚片，放入開水鍋中煮2分鐘撈起，瀝乾，擺在盤中。

2. 將酸菜擺在老豆腐上，豆豉、薑拌勻放在酸菜上，裝盤，放入沸水蒸鍋，大火蒸7分鐘，取出。

3. 鍋置火上，倒植物油燒熱，淋在盤中，加少許醬油拌勻即可。

POINT

黃豆 富含優質蛋白質、異黃酮、卵磷脂等成分，可以補鈣、降脂降壓、抗衰老。

豆腐 富含植物雌激素，能有效防治骨質疏鬆症，而且豆腐中的甾固醇、豆甾醇能有效抗癌。豆腐也是植物蛋白質的主要來源，能夠輔助降血脂，還能抗衰老。

雞蛋 蛋黃中富含卵磷脂，能促進腦細胞發育，還能促進肝細胞的再生；雞蛋含有的優質蛋白質對肝臟組織損傷有修復作用。

挑選

新鮮豆腐顏色略帶點黃，盒裝豆腐要包裝表面平整，無氣泡、出水，打開時有少許豆香、無異味。

新鮮雞蛋的蛋殼比較粗糙，無光澤，殼上附帶一層霜狀粉末，把雞蛋拿起輕輕搖晃，無晃動感。

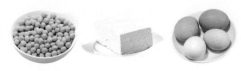

剁椒蒸豆腐

清新
蒸菜

健腦，防衰老

蒸鍋　　　10 分鐘　　　2~3 人份

材料　嫩豆腐 200 克、剁椒 35 克。

調料　蒸魚醬油、香油 各適量。

做法

1. 嫩豆腐切塊擺盤，再鋪上薄薄一層剁椒。放入蒸鍋，水開後蒸 5 分鐘。

2. 把盤子裡的水倒淨，淋上蒸魚醬油，再蓋入鍋蓋，蒸 5 分鐘，出鍋後淋適量香油即可。

營 養 提 示

剁椒和蒸魚豉油都有鹹味，所以可以不再加鹽，避免鹽攝入過量。

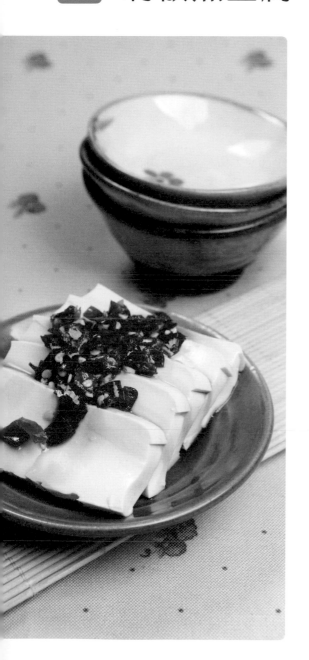

清新蒸菜 干貝香菇蒸豆腐

健腦，益智

| 🍲 蒸鍋 | ⏱ 13 分鐘 | 👤 2~3 人份 |

牛磺酸、核酸　　　大豆卵磷脂

＋

干貝　　　　　　　豆腐

材料　豆腐 200 克、香菇 100 克、胡蘿蔔 50 克、干貝 30 克。

調料　醬油(生抽)、白糖、鹽、植物油各適量。

做法

1. 干貝用溫水泡發，撕成絲；胡蘿蔔洗淨，切丁；香菇洗淨，切丁。

2. 鍋裡倒少許植物油燒熱，將干貝絲爆炒一下，倒入香菇丁和胡蘿蔔粒翻炒，加少許鹽、少許白糖、一些醬油（生抽），最後倒入泡干貝的水煮開盛起備用。

3. 豆腐用水洗一下，切塊擺盤，然後放入蒸鍋蒸 5 分鐘左右，倒出多餘的水分，最後將炒好的干貝、香菇、胡蘿蔔倒在豆腐上面再蒸 8 分鐘即可。

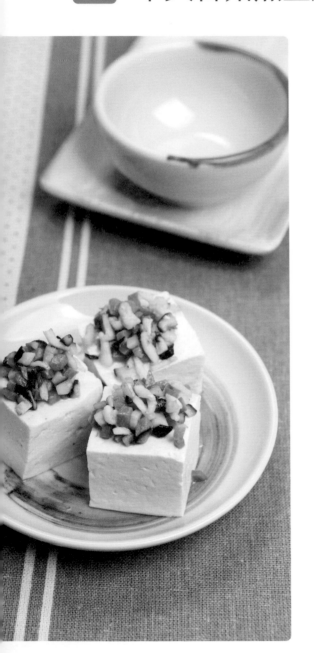

糯米釀豆腐

提高蛋白質利用率

🍲 蒸鍋　⏱ 30 分鐘　👤 2~3 人份

材料　油豆腐包150克、五花肉 50 克。
　　　芋頭、糯米 各 50 克。香菇 6 朵、
　　　雞蛋 1 個。

調料　蔥、薑、蒜、鹽、五香粉、醬油
　　　（生抽）、植物油 各適量。

做法

1. 糯米洗淨，用清水泡 30 分鐘。

2. 蔥、薑、蒜、香菇分別洗淨，切碎；
　芋頭去皮，洗淨切碎；五花肉洗淨，
　切成肉末。加鹽、五香粉、醬油（生
　抽）、植物油調成肉餡，再放入泡好的
　糯米，按順時針攪拌 3 分鐘，靜置 30
　分鐘。

3. 將油豆腐包中間挖開填入肉餡，全部
　填好後排盤放入蒸鍋，水開後大火蒸
　30 分鐘，關火燜 5 分鐘即可。

魚蓉豆腐

清新蒸菜

促進排鈉，擴張血管

🍲 蒸鍋　　⏱ 15 分鐘　　👤 2~3 人份

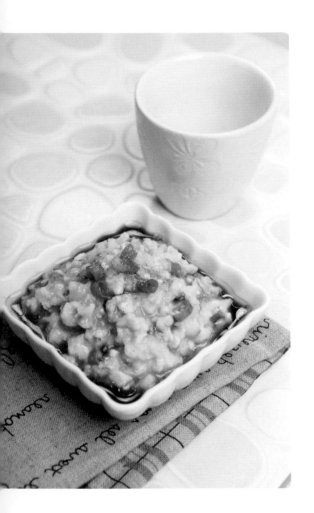

材料　豆腐 200 克、鱖魚肉 50 克。

調料　蔥末、鹽、醬油、太白粉、胡椒粉、植物油 各適量。

做法

1. 鱖魚肉剁爛，加入鹽拌勻，放入太白粉和適量清水調成糊狀，再放入蔥末、豆腐、鹽、太白粉拌勻；將醬油、胡椒粉、植物油調成醬汁。

2. 將魚蓉豆腐放入蒸鍋，中火蒸約 15 分鐘取出，淋上醬汁即可。

─── 營 養 提 示 ───

豆類及其製品富含的鉀，能促進鈉的排出，擴張血管，降低血壓。

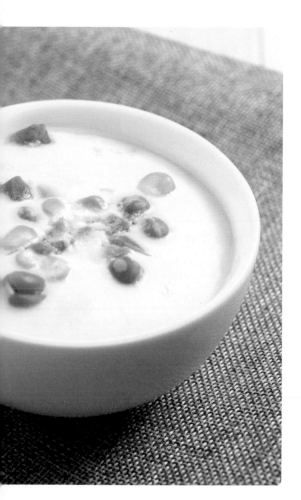

彩蔬蒸蛋

清新蒸菜

改善記憶力

🍲 蒸鍋　　⏱ 6 分鐘　　👤 2~3 人份

材料　雞蛋 2 個。青豆、玉米粒、胡蘿蔔丁 共 300 克。

調料　鹽、香油 各適量。

做法

1. 將青豆、玉米粒、胡蘿蔔丁一起放入沸水中汆燙，撈出瀝乾。

2. 將雞蛋打入碗中，加入溫水和適量的鹽，攪拌均勻，放入青豆、玉米粒、胡蘿蔔丁攪勻，撈去浮沫，蓋上保鮮膜，用牙籤戳幾個孔。

3. 水開後放入蒸鍋，中火蒸 6 分鐘，關火燜 3 分鐘，取出淋上香油即可。

營 養 提 示

雞蛋中富含 DHA 和卵磷脂，對神經系統和身體發育有很大作用。

豆渣蒸蛋

清新蒸菜

防癌，抗癌

🍲 蒸鍋　⏱ 10 分鐘　👤 1~2 人份

材料　豆渣 50 克、雞蛋 2 個。
調料　鹽 2 克。蔥花、香油 各適量。

做法

1. 豆渣瀝乾水分後，裝入乾淨的盤內備用。
2. 雞蛋打入碗中，加鹽，攪散，再倒入適量溫水，加入豆渣，攪拌均勻，撒上蔥花。
3. 水燒開後放入蒸鍋，中火蒸 10 分鐘，取出淋上香油即可。

烹飪妙招

豆渣不用特意去做，豆漿機打完豆漿，過濾的豆渣可以留下來做豆渣蒸蛋。

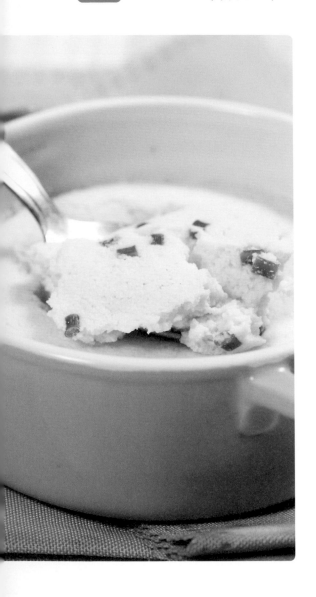

清新
蒸菜 # 雞蛋豆腐

延年益壽

🍲 蒸鍋　　⏱ 15 分鐘　　👤 1~2 人份

材料　雞蛋 1 個、黃豆 25 克。

做法

1. 黃豆洗淨，清水泡一晚，用豆漿機打成熟豆漿，倒出放溫涼。

2. 雞蛋打入碗中打散，倒入等量的豆漿攪拌均勻，將混合液過篩倒入鋪著保鮮膜的方形容器中，再覆上保鮮膜，戳幾個孔。

3. 水開後放入蒸鍋，中小火蒸 15 分鐘，放涼後取出切成適宜的塊狀即可。

烹飪妙招

容器內鋪上保鮮膜，方便取出形狀完好的雞蛋豆腐。

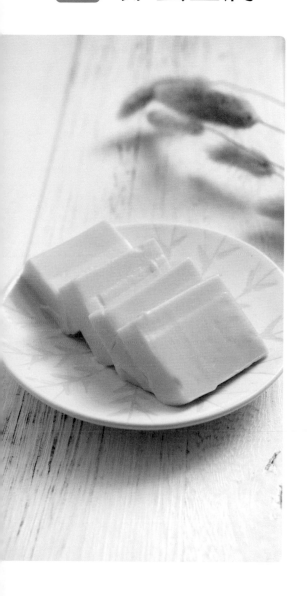

清新
蒸菜

魚香蒸蛋

補充身體礦物質

🍱 蒸鍋　⏱ 6分鐘　🧍 1~2人份

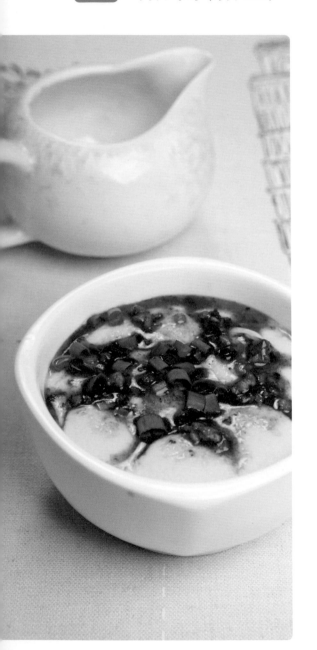

材料　雞蛋 4 個、肉餡 50 克、乾黑木耳
　　　5 克。

調料　蔥 花、辣 豆 瓣 醬、薑 末、蒜 末、
　　　鹽、白 糖、醋、香 油、太 白 粉 水、
　　　植物油各適量。

做法

1. 乾黑木耳泡發，去雜質，切碎。鍋內
倒植物油燒熱，下肉餡炒散，放蒜末、
薑末、辣豆瓣醬炒香，加鹽、白糖和
清水燒開，放入木耳碎煮沸。用太白
粉水勾芡，淋入醋、香油，撒蔥花，
做成魚香汁。

2. 將雞蛋打入碗中，加鹽和少許清水攪
打均勻，水開後放入蒸鍋，中火蒸 6
分鐘，關火燜 3 分鐘，取出淋上魚香
汁即可。

鮮美水產

膳食指南

魚類可避免血脂升高，預防心血管疾病

　　魚蝦類海產品，除了具有易消化吸收的蛋白質外，脂肪含量普遍較低，並且以豐富的不飽和脂肪酸為主，尤其受人們關注的是 EPA、DHA，對於心血管疾病患者大有益處，可以幫助降低膽固醇。進食魚蝦類食物，除了補充營養外，也不用擔心膽固醇、脂肪吸收過多。推薦每天的攝入量為 40 ～ 75 克。

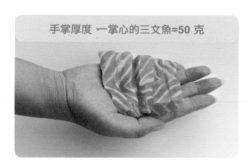

手掌厚度　一掌心的三文魚=50 克

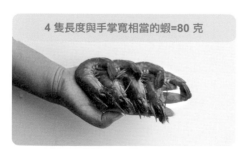

4 隻長度與手掌寬相當的蝦=80 克

痛風患者禁食高嘌呤含量水產

　　食物嘌呤按照含量的高低，可以分為高嘌呤、中嘌呤、低嘌呤三類，痛風患者在選擇食物時要有原則：低嘌呤食物可以放心食用、多多食用；中嘌呤食物限量食用；高嘌呤食物禁止食用。

中嘌呤水產　　　　　　　　**限量食用**
草魚、鯉魚、鱈魚、鱸魚、梭魚、刀魚、螃蟹、鱔魚

高嘌呤水產　　　　　　　　**不宜食用**
鯖魚、鰱魚、帶魚、鯧魚、蛤蜊、牡蠣、蠔、淡菜、干貝、草蝦、蝦米、海參

蒸製訣竅

食材乾淨 ，味道更鮮美

1. 蒸蝦前，剪去鬚角及尖刺，挑去蝦線和泥腸。用牙籤從離蝦頭第二節處插入即可挑出蝦線和泥腸。
2. 蒸魚時可以在魚身上劃幾刀，在盤底鋪上蔥段、薑片，即可去腥又防止黏盤底。
3. 蒸蛤蜊或牡蠣前，讓它們吐乾淨泥沙。蛤蜊可以放在 1：400 的鹽水中（400 毫升水加一大勺鹽即可）吐沙；牡蠣直接放清水中浸泡半個小時。

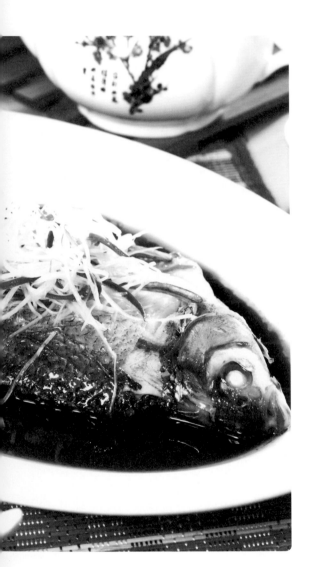

清新蒸菜 清蒸武昌魚

預防動脈硬化

🍲 蒸鍋　　⏱ 15 分鐘　　🧍 3~4 人份

材料　武昌魚 1 條（約 500 克）、胡蘿蔔 20 克。

調料　薑片、蔥絲、醬油、植物油、米酒、鹽、雞精粉 各適量。

做法

1. 武昌魚去除鱗、鰓、內臟、黑膜，用清水洗淨，在魚肚子裡面裝入薑片，用鹽塗遍魚全身，放入蒸魚的盤子裡，加米酒醃 20 分鐘；胡蘿蔔洗淨，切絲，撒在魚身上。

2. 把魚放進蒸鍋，水開後大火蒸 10 ～ 15 分鐘，關火出鍋，撒上蔥絲。

3. 鍋裡倒植物油燒熱，放醬油、鹽、雞精粉攪勻，小心地倒在魚身上即可。

──── 營 養 提 示 ────

武昌魚含高蛋白、低膽固醇，經常食用可預防貧血症、低血糖、高血壓和動脈硬化等疾病。

清新蒸菜

清蒸帶魚

養護心血管

🍲 蒸鍋　　⏱ 15 分鐘　　👤 3~4 人份

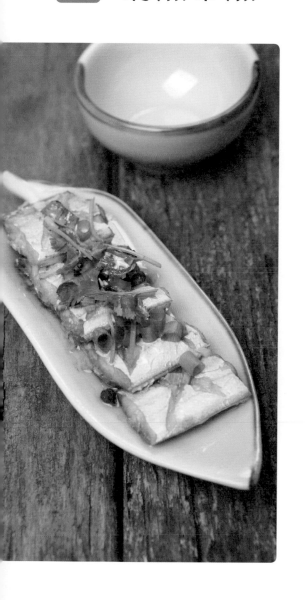

材料　帶魚 500 克。

調料　八角、鹽、米酒、醬油、香油、香菜段、蔥末、薑末、蒜末、花椒 各適量。

做法

1. 帶魚洗淨，切塊，在兩面切十字花刀，裝入盤中，加八角、鹽、米酒、醬油、香菜段、蔥末、薑末、蒜末、花椒醃漬入味。

2. 蒸鍋中水開後，入鍋蒸 15 分鐘，取出，淋上燒熱的香油即可。

營 養 提 示

帶魚中含豐富的鎂，對心血管系統有很好的保護作用，經常食用可預防高血壓、心肌梗塞等心血管疾病，帶魚中還含有一種抗癌成分，可降低癌症的發生率。

清新蒸菜 豆豉蒸鯽魚

增強抗病能力

🍲 蒸鍋　　⏱ 15 分鐘　　🧑 3~4 人份

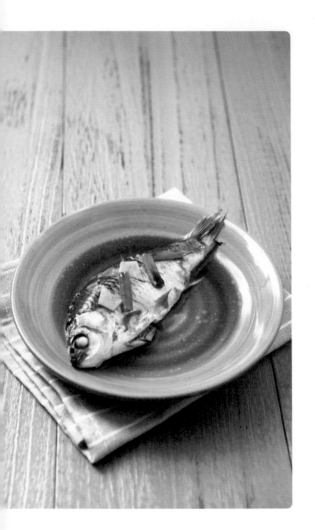

材料　鯽魚 1 條。

調料　蔥段、薑片、蒸魚豆豉、植物油
　　　各適量。

做法

1. 鯽魚殺好洗淨，在魚的正面劃上斜刀；
   一部分薑片、蔥段放入魚腹，裝盤。

2. 蒸鍋水開後入鍋，大火蒸 15 分鐘，
   關火。

3. 另起鍋，放入植物油爆香剩下的薑
   片、蔥段，倒入蒸魚豆豉翻炒幾下，
   關火，淋在蒸好的魚上面即可。

───── 營養提示 ─────

鯽魚中含優質蛋白質，易消化吸
收，經常食用可補充營養，增強抗
病能力，更是肝腎疾病、心腦血管
疾病患者補充蛋白質的最佳選擇。

泡椒蒸魚塊

清新
蒸菜

促進血液循環

🍱 蒸鍋　　⏱ 10 分鐘　　👤 3~4 人份

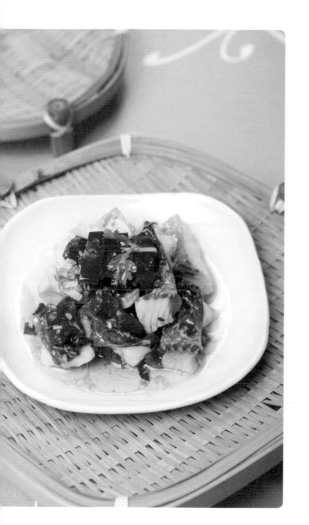

材料　草魚塊 300 克、泡椒 50 克、紅辣
　　　椒段 20 克。

調料　植物油、鹽、米酒、蒸魚豉油、蒜
　　　蓉、薑末、香菜段 各適量。

做法

1. 泡椒洗淨，剁碎，加薑末、蒜蓉、鹽、
   米酒，和草魚塊拌勻，醃漬 15 分鐘。

2. 將草魚塊放入蒸鍋中蒸 10 分鐘，關
   火後再燜 2 分鐘。

3. 取出，倒入適量蒸魚豉油，放入紅辣
   椒段，淋上燒熱的植物油，撒上香菜
   段即可。

┤ 營 養 提 示 ├

草魚富含不飽和脂肪酸、蛋白質、
鈣、磷、硒等，營養豐富，可促進
血液循環，保護血管。

清新蒸菜 酒糟蒸帶魚

預防肝癌

🍲 蒸鍋　　⏱ 20 分鐘　　👤 3~4 人份

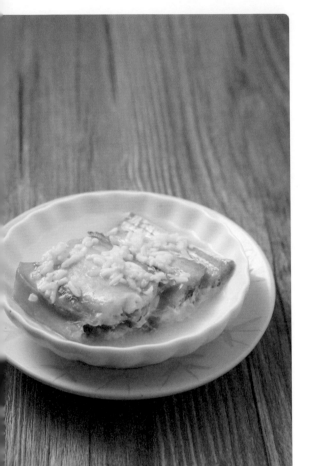

材料　帶魚 500 克、酒糟 適量。
調料　鹽 適量。

做法

1. 帶魚洗淨切段擺盤，倒入淹過帶魚的酒糟，醃漬 20 分鐘。
2. 水開後放入蒸鍋，大火蒸 20 分鐘即可。

───── 營 養 提 示 ─────

帶魚含有豐富的硒，攝入足夠量的硒可以大幅度地降低肝癌的發病率。

清新
蒸菜

剁椒魚頭

延緩衰老

🍲 蒸鍋　　⏱ 15 分鐘　　👤 3~4 人份

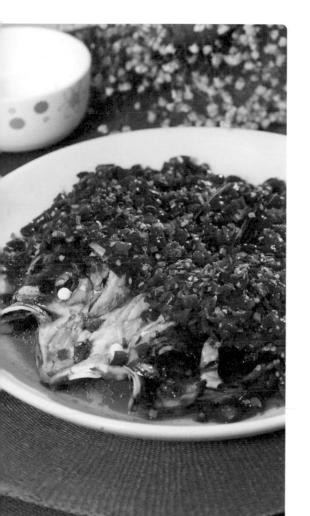

材料　鰱魚頭 300 克（1 個）、剁椒 30
　　　克。

調料　蔥花、薑末、米酒、鹽、白糖、雞
　　　精粉、胡椒粉、蒸魚醬油、植物油
　　　各適量。

做法

1. 鰱魚頭洗淨，從中間剖開，用鹽醃漬
約 20 分鐘，將魚頭放入蒸盤中，再
均勻加入米酒、薑末、胡椒粉、白糖、
雞精粉、蒸魚醬油；剁椒切成末。

2. 鍋內倒植物油燒熱，放入蔥花、剁椒
末炒至油紅。

3. 將剁椒紅油均勻倒入魚頭中，放入水
開的蒸鍋中大火蒸 15 分鐘，關火後再
燜 2 分鐘即可。

營 養 提 示

鰱魚富含磷脂和垂體後葉素，能提
高智商，幫助記憶，延緩衰老。

枸杞香菇蒸白鱔

清新
蒸菜

提高記憶力

🍲 蒸鍋　⏱ 10 分鐘　🧑 3~4 人份

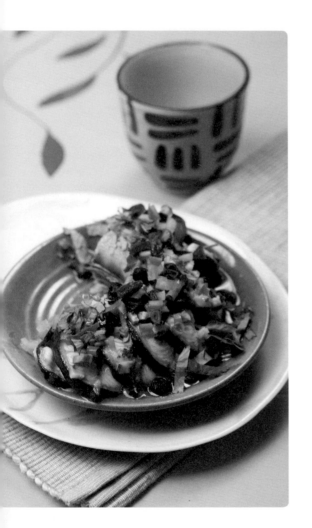

材料　白鱔 500 克、枸杞子 10 克。

調料　香菇丁、蔥花、青椒丁、薑末、香菜末、鹽、雞精粉、豆豉、沙拉油、醬油、米酒 各適量。

做法

1. 白鱔洗淨，切成底部相連的厚片，用米酒、鹽、雞精粉、沙拉油醃一下。

2. 將醃好的白鱔排入盤中，撒上適量豆豉、香菇丁、枸杞子、薑末，入鍋蒸 10 分鐘左右。取出蒸好的白鱔，撒上青椒丁、香菜末和蔥花，淋少許醬油即可。

─── 營 養 提 示 ───

白鱔富含卵磷脂，經常食用能提高記憶力，還能強身健體。

臘魚蒸鮮肉

清新
蒸菜

促進食欲

🍲 蒸鍋　⏱ 20 分鐘　👤 3~4 人份

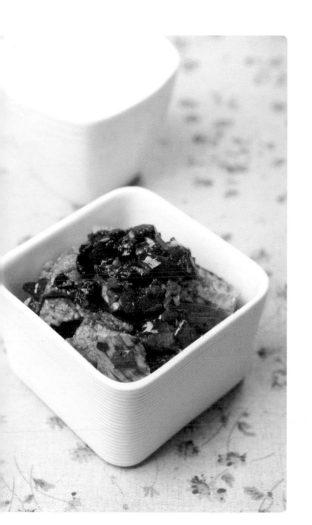

材料　臘魚 500 克、生豬肉 200 克。

調料　植物油、雞精粉、豆豉、剁椒 各適量。

做法

1. 生豬肉洗淨，切厚片，加剁椒拌勻，醃漬片刻；臘魚放入清水中反復清洗幾次去鹹味，瀝乾。

2. 鍋置火上，倒植物油燒熱，炸香臘魚至金黃色，撒入豆豉，炒杏後盛出；鍋底留油燒熱，炒香剁椒、豬肉片，再加入臘魚拌勻，裝盤，加適量清水。

3. 將盤放入蒸鍋中，蒸約 20 分鐘，撒上雞精粉拌勻即可。

── 營 養 提 示 ──

臘魚味鹹，血壓偏高者不宜多食。

三絲蒸白鱔

清新
蒸菜

調節血糖

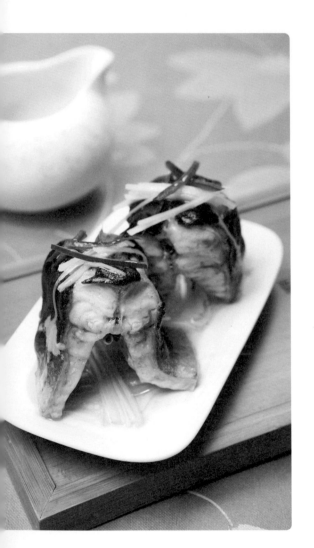

蒸鍋　　8分鐘　　1~2人份

材料　白鱔 250 克。

調料　紅辣椒絲、薑絲、蔥絲、鹽、醬油
　　　(生抽)、黃酒、植物油 各適量。

做法

1. 白鱔處理乾淨，切段，拌入鹽、黃酒、
紅辣椒絲、薑絲、醬油(生抽)醃漬
20分鐘。

2. 將醃好的白鱔段放在盤內擺好，底下
墊一些蔥絲，上面再擺上薑絲、紅辣
椒絲，淋少許植物油。

3. 將白鱔放入水開的蒸鍋中，蒸8分鐘
即可。

━━ 營 養 提 示 ━━

鱔魚富含降低血糖的「鱔魚素」，
而且所含脂肪極少，是糖尿病患
者的理想食品。

清新
蒸菜

黃豆醬蒸鱸魚

健身，補血

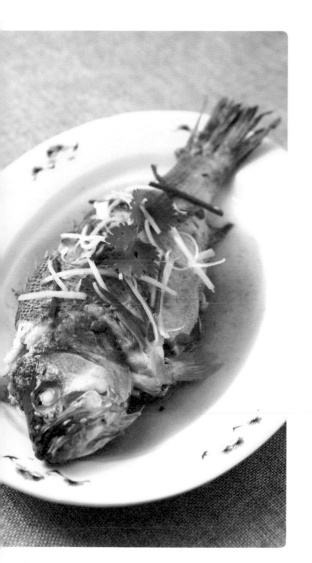

🍲 蒸鍋　　⏱ 20 分鐘　　👤 3~4 人份

材料　鱸魚 450 克。

調料　黃豆醬 1 大匙、薑絲 10 克。蔥絲、鹽、米酒、紅辣椒絲、香菜各適量。

做法

1. 鱸魚洗淨，在魚背淺割一刀，用鹽、米酒塗抹魚身醃漬 15 分鐘，在魚肚內塞滿蔥絲、薑絲，魚身表面塗上一層黃豆醬。

2. 蒸鍋內水開後，入鍋蒸 20 分鐘，取出。

3. 淋上 1 小匙燒熱的油，最後撒上蔥絲、紅辣椒絲、香菜做裝飾即可。

營 養 提 示

鱸魚富含蛋白質、維生素 A、維生素 B 群、鈣、鎂、鋅、硒等營養元素，孕媽媽和產婦媽媽吃鱸魚既補身又不會造成營養過剩而導致肥胖，是健身補血、益體安康的佳品。

清新蒸菜 蒜蓉蝦

壯陽益腎

🍲 蒸鍋　⏱ 3 分鐘　👤 3~4 人份

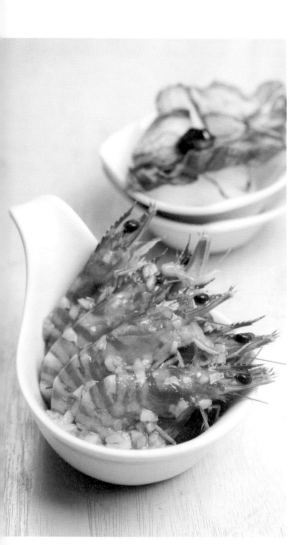

材料　蝦 300 克、蒜蓉 20 克。

調料　植物油、鹽、雞精粉、蠔油、米酒、胡椒粉、太白粉水、薑末、鮮湯 各適量。

做法

1. 蝦洗淨，整齊擺入盤中。

2. 鍋置火上，倒植物油燒熱，放入蒜蓉爆香，加薑末、鹽、雞精粉、蠔油、米酒、胡椒粉、鮮湯炒香，出鍋裝入碗中，倒入太白粉水拌勻。

3. 用湯勺將蒜蓉醬淋在蝦肉上，蒸鍋水開後入鍋蒸 3 分鐘，取出，淋上熱油即可。

營養提示

中醫認為蝦味甘、鹹，性溫，有壯陽益腎、補精的功效，非常適宜男性食用。

清新
蒸菜

香菇蒸蝦盞

保護心血管

🍲 蒸鍋　　⏱ 5 分鐘　　👤 3~4 人份

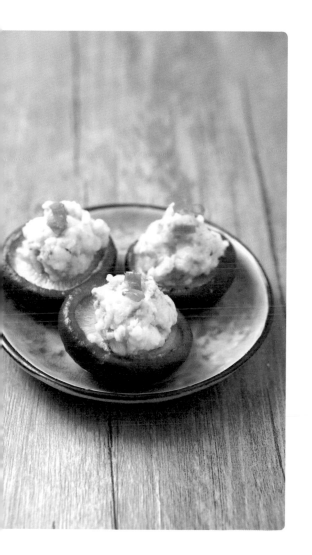

材料　鮮蝦 8 ～ 10 隻、鮮香菇 6 ～ 8 朵。
調料　青蔥、鹽 各適量。

做法

1. 香菇洗淨，去掉香菇蒂；青蔥洗淨，切碎；蝦去殼，去泥腸，洗淨，剁成泥，加一點鹽拌勻。

2. 將蝦泥填入香菇中，排盤，蒸鍋水開後入鍋蒸 5 分鐘，取出撒上青蔥碎即可。

───── 營 養 提 示 ─────

蝦肉中富含鎂元素，能減少血液中膽固醇的含量，保護心血管系統。

清新蒸菜 蒜蓉粉絲蒸扇貝

使體內膽固醇下降

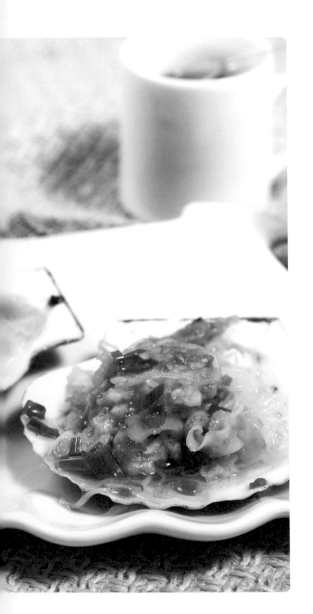

🍲 蒸鍋　　⏱ 5分鐘　　👤 3~4人份

材料　扇貝 350 克。粉絲、蒜蓉各 50 克。

調料　白糖、豉汁、鹽、蔥花、植物油、薑末 各適量。

做法

1. 粉絲剪斷，用沸水泡軟；扇貝放入水中，吐淨泥沙，用小刀把扇貝肉從貝殼上剔下，扇貝殼用開水燙後擺入大盤中，扇貝肉放回殼中。

2. 取一小碗，放入白糖、豉汁、蒜蓉、薑末、鹽拌勻。

3. 把粉絲放在貝殼上，然後依次放入扇貝肉，淋上拌好的調料，入鍋大火蒸約 5 分鐘後取出，撒上蔥花，再淋上少許熟植物油即可。

| 營養提示 |

扇貝中含有降低血清膽固醇作用的代爾太 7- 膽固醇和 24- 亞甲基膽固醇，它們兼有抑制膽固醇在肝臟合成和加速排泄膽固醇的獨特作用，從而使體內膽固醇下降。

蛤蜊蒸絲瓜

清新
蒸菜

防治慢性病

🍲 蒸鍋　⏱ 5 分鐘　👤 3~4 人份

材料　蛤蜊 400 克、絲瓜 1 條。
調料　薑絲、紅甜椒、鹽、香油 各適量。

做法

1. 蛤蜊用沸水汆燙 40 秒，取肉；絲瓜去皮，去瓤，洗淨切小塊；紅甜椒洗淨，去籽，切絲。
2. 盤中放入絲瓜塊、薑絲、紅甜椒絲、蛤蜊肉，加點鹽拌勻，水開後放入蒸鍋蒸 5 分鐘，取出淋上香油即可。

—— 營 養 提 示 ——

蛤蜊是一種高蛋白、低熱能食物，含有豐富的蛋白質、鈣、鐵、磷、碘、維生素、氨基酸和牛磺酸等多種營養成分，是防治中老年人慢性病的最佳食品。

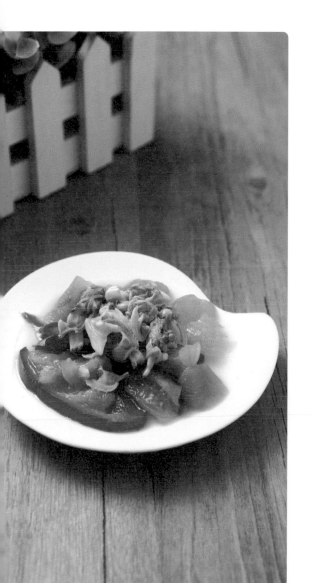

美味主食

📖 膳食指南

每天攝入 250 ～ 400 克主食

　　主食一般由五穀構成，包括穀類、豆類、堅果及乾果類、薯類等。《中國居民平衡膳食指南》（2016 年）推薦，成人每天應攝入 250 ～ 400 克的主食，佔成人一天需要攝入總熱量的 55 ～ 65%。

碳水化合物
碳水化合物是主食的主要組成部分，是大腦和人體活動所需的最直接的能量來源。

蛋白質
穀類是植物蛋白質的主要來源。

脂肪
穀類和薯類中脂肪含量不高，只占 1 ～ 2%。

膳食纖維
粗糧中膳食纖維的含量比較豐富，有降脂、降糖、減肥、防癌等功效。

主食中的好營養

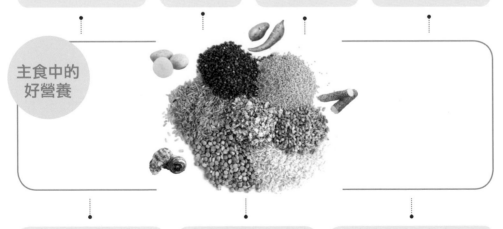

維生素 B 群
主要存在穀物中，可促進碳水化合物、蛋白質、脂肪代謝。

維生素 E
玉米含有的維生素 E 最為豐富，可抗氧化、延緩衰老。

鐵、鎂、鋅、硒
主要存在穀物外皮中，多吃粗糧可大量獲取，防止貧血、構建骨骼、抗氧化。

粗細搭配，比例得當更營養

在主食的選擇上，營養學家提倡一定比例的粗細搭配。平時在做米飯或粥的時候，可以加把豆子，如紅豆、綠豆、芸豆，還可加入粗糧，如糙米、大麥、玉米碎、燕麥等；做麵食時，可在精白麵粉中加些玉米穀粉、黃豆粉、紫薯粉等。熱量會比精米麵低，還能增加飽足感。

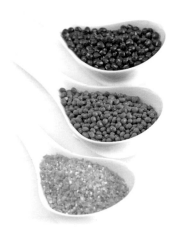

張嬅營養師 溫馨提醒

「吃粗糧更健康」的觀念使得粗糧備受追捧。但粗糧也不可過量攝入，以免使胃的內容物囤積而未及時排空，造成腹瀉、消化不良等，對腸胃較弱的人尤其不利。此外，過量攝入膳食纖維，會延緩脂類和碳水化合物的吸收，阻礙鈣、鐵、鋅等元素的吸收。所以，每天攝入粗糧為 100 ～ 150 克為宜。

增加薯類，豐富主食的種類

薯類很適合當早餐，搭配牛奶或優酪乳、一小把堅果、一份蔬菜，就是一份營養均衡、低脂高纖、熱量適中的完美早餐。薯類不適合晚上食用，因為薯類富含膳食纖維，難以消化，容易影響睡眠。在吃薯類食物時，要適當減少其他主食的攝入量，每天吃 50 ～ 100 克的薯類就可以。

蒸製訣竅

火候很重要

一般都是在水開後，放入鍋中蒸，而且最好是先用大火，再用小火，這樣既不會將粥、飯、麵食等蒸得太過，也能保證熟透的情況下，不影響色澤。

蒸製薯類時最好連皮蒸

在蒸製薯類時，為了避免維生素 C 因為受熱、氧化等因素而出現損失，薯類最好不要切開或者去皮，而是洗淨後，直接帶皮蒸熟，食用的時候再去皮。

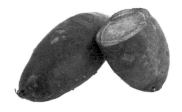

刀切饅頭

清新
蒸菜

補充身體所需熱量

🍱 竹蒸籠　　🕐 20 分鐘　　👤 1~2 人份

材料　麵粉 200 克、酵母粉 6 克、鹼粉 1 克。

做法

1. 酵母粉用溫水化開，倒入裝有麵粉的盆中，揉成光滑麵團，加濕布將麵團發酵 2 ～ 3 小時，發酵至原體積的 2 倍大。

2. 將麵團放砧板上，撒上鹼粉和適量油用力揉搓，至麵團內部基本無氣泡，搓成長條，用刀切成均勻的小麵團，即為刀切饅頭生麵團。

3. 鍋置火上，加入涼水，將饅頭生麵團放入蒸籠，發酵 15 分鐘，大火燒開，轉小火蒸 20 分鐘，關火燜 3 分鐘即可。

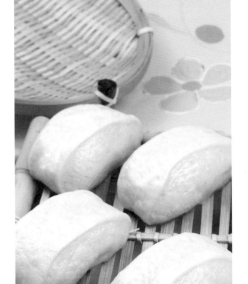

POINT

小麥 富含的維生素 B 群能使人體安定神經，富含的膳食纖維能保持大便通暢，有效預防便秘，尤其是小麥胚芽是小麥最有營養的部分，含豐富的維生素 E、維生素 B1 及蛋白質等。

季｜節
根據播種區域不同，一般是夏秋季節大量上市。

挑｜選
優質的小麥麵粉呈乳白色，手感細，粉粒勻細。劣質麵粉手感粗糙，麵粉結團。

香菇油菜包子

清新
蒸菜

調節免疫力

🫕 蒸鍋　⏱ 25 分鐘　👤 2~3 人份

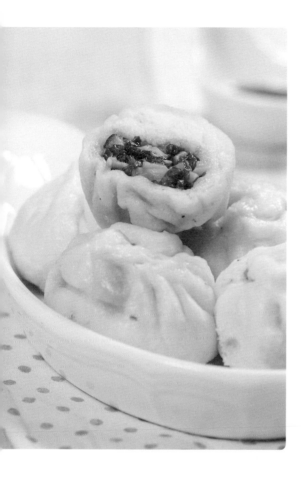

材料　麵粉 300 克、鮮香菇 50 克、油菜 100 克、雞蛋 1 個。

調料　酵母粉 4 克。蔥花、薑末 各 5 克。五香粉、醬油 各 3 克。鹽 2 克、植物油 適量。

做法

1. 酵母粉用溫水化開，倒入裝有麵粉的盆中攪拌成棉絮狀，揉成光滑的麵團，發酵至原來體積的 2 倍大，然後再次揉光滑，擀成包子皮。

2. 香菇、油菜挑洗乾淨，用沸水汆燙一下，瀝乾切碎；雞蛋煎成蛋餅，劃碎，將香菇碎、油菜碎、雞蛋碎、蔥花、薑末、五香粉、醬油、鹽和植物油攪成餡料。

3. 包子皮包入餡料，製成包子生麵團，放入鋪有濕布的蒸籠中發酵 10 分鐘，大火燒開轉中火蒸 15 分鐘，關火燜 3 分鐘即可。

📋 **張曄營養師 溫馨提醒**

麵粉中加入酵母發酵成發麵，麵粉中維生素 B 群會顯著增加，還能提高人體對鈣、鎂、鐵等元素的吸收和利用，而且發麵食品容易消化吸收，腸胃不好、消化功能較弱的人更適合吃發麵。

清新
蒸菜

麻醬花卷

 預防骨質疏鬆

🍲 蒸鍋　⏱ 10分鐘　🧍 2~3人份

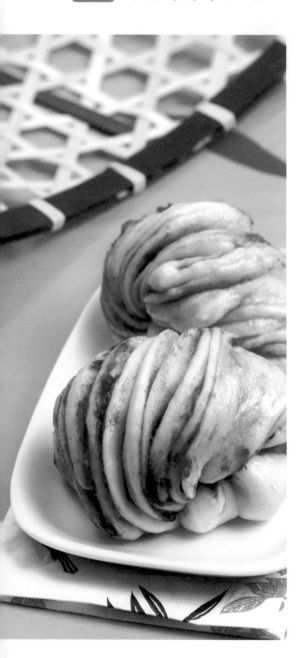

材料　**麵粉** 400克。

調料　**芝麻醬** 50克、**酵母粉** 5克。紅糖、植物油 各適量。

做法

1. 酵母粉用溫水化開,倒入麵粉中攪勻,揉成麵團,蓋上濕布,放在溫暖處發酵 2 小時;芝麻醬倒入小碗中,加入植物油和紅糖攪勻。

2. 將麵團揉勻,擀成長方形麵片,把調好的芝麻醬倒在麵片上,抹勻。

3. 將麵片捲起,呈長條狀,然後切成均勻的段。反向擰成花卷生麵團。

4. 將花卷生麵團放入蒸鍋中發酵 10 分鐘,大火蒸 10 分鐘,關火燜 3 分鐘即可。

清新 蒸菜 蘿蔔羊肉蒸餃

冬季滋補

🍲 蒸鍋　　⏱ 15 分鐘　　👤 1~2 人份

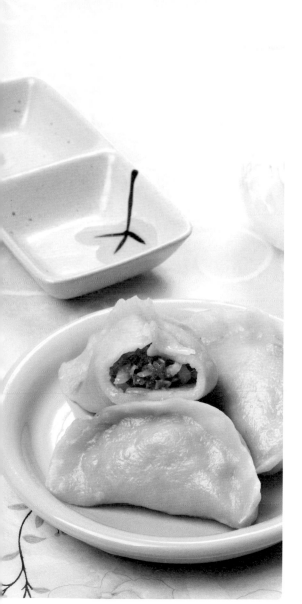

材料　蘿蔔 200 克、羊肉 250 克、餃子
　　　皮 適量。

調料　蔥末 10 克、花椒水 50 克。鹽、醬
　　　油（生抽）各 6 克。雞精粉、胡椒
　　　粉 各少許。香油 適量。

做法

1. 蘿蔔洗淨，切絲，用開水燙過，過冷
   水後，擠去水分，加醬油（生抽）拌
   勻；羊肉洗淨，剁成泥，加醬油（生
   抽）、花椒水、鹽、雞精粉、胡椒粉，
   順向攪拌成餡。羊肉餡中加蘿蔔絲、
   蔥末、香油拌勻，製成餡料。

2. 取　張餃子皮，包入餡料，捏緊成餃
   子生麵團。將餃子生麵團放入沸水蒸
   鍋中，大火蒸 15 分鐘即可。

玉米鮮蝦燒賣

清新蒸菜

保護視力

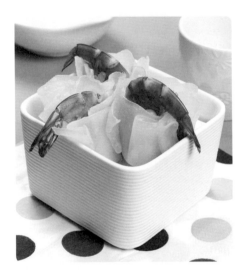

竹蒸籠　　🕐 10 分鐘　　👤 1~2 人份

碳水化合物、維生素 B 群
維生素 E
磷、鈣

澄粉　　　玉米　　　海蝦

材料　澄粉 70 克、玉米太白粉 20 克、海蝦 100 克、豬肥肉 15 克、甜玉米粒 40 克。

調料　鹽 3 克。胡椒粉、香油 各少許。植物油 適量。

做法

1. 將澄粉和玉米太白粉混合均勻,倒入沸水,用筷子攪拌,稍涼後用手揉成光滑的麵團;放入 20 克植物油再次揉勻,蓋上濕布發酵 15 分鐘。

2. 海蝦去頭、去泥腸,洗淨,剁成小粒;豬肥肉洗淨,剁碎。將豬肥肉碎、蝦粒、甜玉米粒、鹽、胡椒粉、香油攪勻製成餡。

3. 發酵好的麵團再次揉勻,搓成長條,揪成小團,擀成中間厚、邊緣薄的燒賣皮。

4. 在中間包入餡料,一手托底部,另一手的拇指和食指輕輕自然收攏成燒賣生麵團,上面點綴一隻留尾的蝦。

5. 籠上鋪鮮玉米皮,放入燒賣生麵團,大火燒開轉中火蒸 10 分鐘即可。

POINT

玉米含有玉米黃質 β-胡蘿蔔素可以對抗眼睛老化,類黃酮對視網膜黃斑有一定預防作用,玉米含有天然維生素可以促進細胞分裂、延緩衰老、增強人體新陳代謝,使皮膚光滑細嫩。

| 季　節 |
夏季是玉米的豐收季節。

| 挑　選 |
玉米棒要挑選顆粒緊密飽滿的,這樣的玉米水分充足、新鮮,口感好。

| 巧　思　料　理 |
煮玉米粥和做玉米粉餅、窩窩頭時,可稍微放點鹼粉。因為玉米的菸鹼酸是結合型的,在鹼性環境中被解離出來,容易被人體吸收。

玉米粉發糕

清新
蒸菜

養脾胃，助消化

🍲 蒸鍋　　⏱ 25 分鐘　　👤 2~3 人份

碳水化合物、維生素 B 群　維生素 E　鐵、維生素 C

麵粉　＋　玉米　＋　紅棗

材料　麵粉 250 克、玉米粉 100 克、無核紅棗 50 克、葡萄乾 15 克、酵母粉 4 克。

做法

1. 酵母粉用溫水化開，倒入麵粉和玉米粉攪勻，揉搓成團，蓋上濕布發酵至原體積的 2 倍人。

2. 發酵好的麵團放到撒了薄麵粉的砧板上揉勻，搓成條，分割成 3 等份，將小麵團分別搓圓按扁，擀成厚約 1.5 公分、直徑約 10 公分的麵餅。

3. 放入蒸籠上，撒一層無核紅棗，將第二張擀好的麵餅覆蓋在第一層上，再撒一層紅棗，將最後一張麵餅放在最上層，分別擺入紅棗和葡萄乾。

4. 生麵餅放入蒸鍋中，加蓋發酵 1 小時，再開大火燒開，轉中火蒸 25 分鐘即可。

鮮玉米蒸糕

清新蒸菜

促進排毒

🍲 竹蒸籠　⏱ 10分鐘　👤 1~2人份

材料　帶皮鮮玉米（黏玉米）3根。

調料　鹽、蔥花、花椒粉 各適量。

做法

1. 玉米皮剝下，洗淨備用；用刨絲器把玉米刨碎放入碗中，加蔥花、鹽、花椒粉拌勻。

2. 拌好的玉米放在玉米皮上，上蒸籠，水開後蒸10分鐘即可。

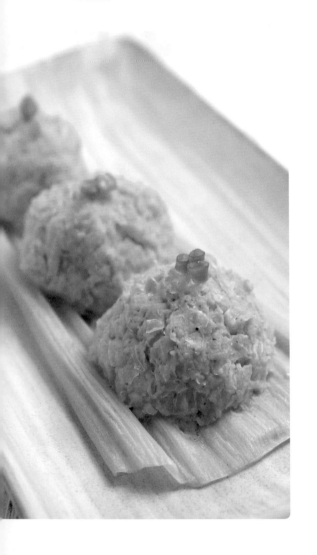

── 烹飪妙招 ──

一定要買新鮮的、嫩嫩的、用手指甲能輕鬆按動的玉米。

黑米蛋糕

清新
蒸菜

> 養心，抗衰老

🎋 竹蒸籠　　⏱ 10 分鐘　　👤 1~2 人份

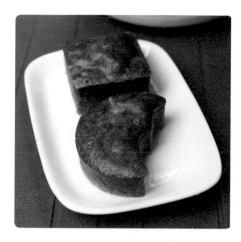

碳水化合物、維生素 B 群　　鈣、磷　　蛋白質、卵磷脂

 + 黑米 +

麵粉　　黑米　　雞蛋

材料　雞蛋 5 個、麵粉 100 克、黑米粉 50 克。

調料　植物油、泡打粉 各適量。白糖 50 克。

做法

1. 準備一個無水無油的器皿，最好要大一些，以便雞蛋打發膨脹後，不外漏。

2. 將麵粉和黑米粉及泡打粉混合，過篩備用。

3. 雞蛋打散，白糖分 3 次加入，雞蛋攪拌至用打蛋器舀起後垂下 3 公分左右即可。

4. 將過篩好的麵粉攪入蛋糊，分次攪入，用刮刀上下拌勻。

5. 倒入模具中，敲出大氣泡。

6. 冷水入鍋，從鍋冒蒸氣開始算大約蒸 20 分鐘，直到用筷子插入後沒有黏蛋糊為止。

━━ POINT ━━

黑米 富含蛋白質、碳水化合物、維生素 B 群、維生素 E、鈣、磷、鉀、鎂、鐵、鋅等，具有清除自由基、改善缺鐵性貧血、改善心肌營養，降低心肌耗氧量等功效。

| 季 | 節 |

秋季是黑米成熟的季節。

| 挑 | 選 |

優質黑米只有表層是黑色，刮開表層米心為白色，用水浸泡後會有天然米香味。如果刮開表層，米心也是黑色則有可能是染色黑米。

📋 張曄營養師 溫馨提醒

黑米外部有堅韌的種皮，不易煮爛，不僅營養無法釋放，還會引起消化不良，因此烹飪前最好先將黑米泡軟。

黑米饅頭

清新
蒸菜

養腎，健體

🍲 蒸鍋　　⏱ 15 分鐘　　👤 2~3 人份

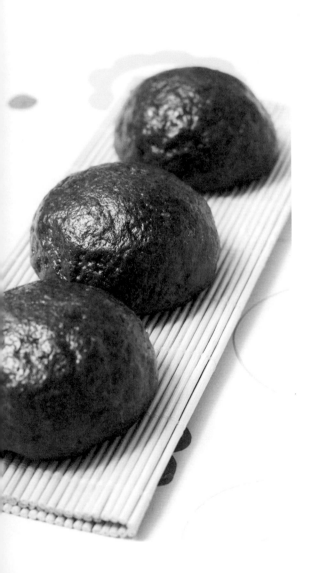

材料　麵粉 200 克、黑米粉 60 克。
調料　酵母粉 5 克。

做法

1. 麵粉、黑米粉和酵母粉倒入盆中，加適量水揉成光滑的麵團。

2. 蓋上濕布，發酵至原體積 2 倍大。

3. 再次揉成光滑的麵團，搓成長條，切成數份，每份分別搓圓，揉成饅頭生麵團。

4. 將饅頭生麵團放在蒸鍋裡打濕後擰乾的布上發酵約 20 分鐘。

5. 大火燒開轉中火蒸 15 分鐘，關火燜 3 分鐘後將饅頭取出即可。

黑米山藥糕

清新蒸菜

健脾，養胃

蒸鍋　　10 分鐘　　2~3 人份

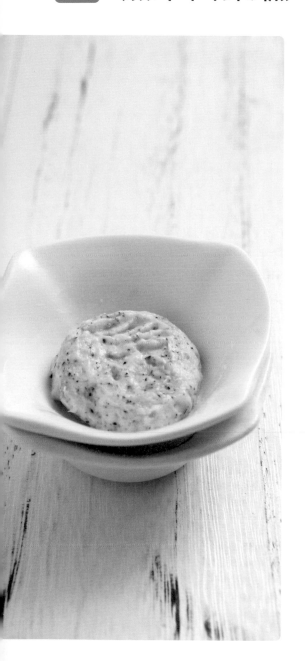

材料　黑米 200 克、山藥 300 克。

調料　蜂蜜適量

做法

1. 黑米洗淨後浸泡 4 小時，瀝乾水，山藥洗淨。

2. 將黑米加入攪拌機打成小顆粒狀，和山藥一起入鍋蒸熟。

3. 放涼後，把蒸熟的山藥碾成泥狀。

4. 黑米和山藥一起放入碗中，加入蜂蜜，攪拌均勻。

5. 用月餅模具做成黑米山藥糕即可。

紅豆粽子

清新蒸菜

解毒，排毒

蒸鍋　60 分鐘　2~3 人份

材料　糯米 500 克、紅豆 100 克、鮮粽葉 適量。

做法

1. 糯米洗淨，用水浸泡 4 小時；紅豆洗淨，用水浸泡 8 小時，將兩者混合均勻。

2. 粽葉洗淨，放入開水鍋中燙軟後撈出，將頂端硬的部分剪掉。

3. 將 2 張粽葉並排搭在一起，折成漏斗形，填滿糯米與紅豆，用多餘的粽葉將陷料包裹起來，形成四角粽，用線紮緊成粽子。

4. 包好的粽子放入高壓鍋中，放足量的水，用圓形鑄鐵網架將粽子壓緊，圓形鑄鐵網架上再放個裝滿水的大碗，蓋好鍋蓋大火燒開，轉小火煮 1 小時，關火後再燜 1 小時即可。

POINT

紅豆 含有豐富的鉀，有很好的利尿作用，富含的膳食纖維能緩解便秘，兩者均可將體內多餘的膽固醇和鹽排出體外，具有解毒、排毒的功效。

季 節
根據播種區域不同，一般秋季成熟。

挑 選
一般來說，顆粒飽滿、色澤紅潤、大小均勻的紅豆為優質的紅豆。

誘人甜品

膳食指南

吃甜品，要當心糖過量

　　甜品味道香甜，是很多人喜愛的食物，但是其中的糖含量往往也不低。攝入過多的糖分一方面會對健康不利；另一方面也容易發胖。所以在家自製甜品的時候，應該適當控制加入糖的分量。成年人和兒童每天游離糖的攝入量最好控制在 25 ～ 50 克。

蒸製訣竅

耍點兒花樣控制糖攝入

　　做甜品時，不可能一點糖都不放，但也有幾個方法可以使糖的攝入減少一些。例如，用天然果乾替代精製糖，果乾味道香甜，而且更營養、健康。不用或少用外面買的果醬，用自製果醬代替，添加劑和糖分都會少一些。需要使用白糖的時候，可以用木糖醇代替，可顯著降低糖的攝入量。

巧用保鮮膜

　　做甜點的時候，可以用保鮮膜包裹一下，這樣既能使甜品蒸的時間不用太長，以免影響口感，又能避免過多的水分稀釋掉甜品的味道。

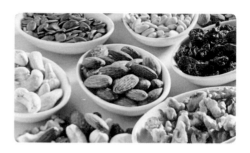

選擇美觀、耐熱、環保的器皿

　　做點心時，一定要選擇耐高溫的食器，如陶瓷、厚玻璃、竹製品等。有的容器外形美觀，如顏色鮮豔的塑膠碗盤、有花紋的上釉彩瓷器等，但往往會在高溫下釋出化學物質與色素等，不利於身體健康。想要擺盤美觀，可以將點心取出之後再換漂亮的碗盤。

張曄營養師 溫馨提醒

　　游離糖是指添加糖，《中國居民膳食指南》中指出要控制添加糖的攝入。添加糖是相對於水果等中的天然糖來說的，指添加到食品和飲料中的單糖（如葡萄糖、果糖）和雙糖（如蔗糖、砂糖）。

　　主要存在於甜飲料、甜點等中，冰糖、白糖、紅糖都是蔗糖。

清新蒸菜 南瓜糯米團

養脾胃，促消化

蒸鍋　　15 分鐘　　2~3 人份

鉀、胡蘿蔔素　　鈣、磷

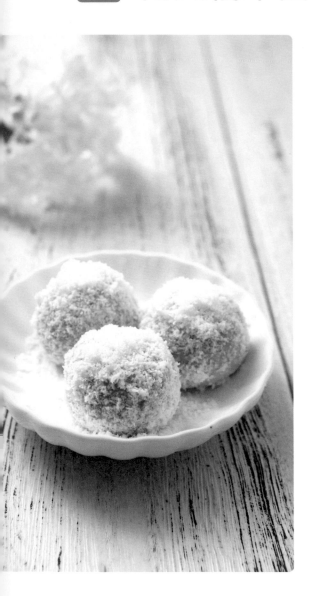

南瓜　　＋　　糯米

材料　老南瓜、糯米粉 各 200 克。

調料　白糖 25 克、椰絲 適量。

做法

1. 南瓜切片，放蒸鍋蒸 30 分鐘。

2. 蒸熟之後加入白糖，攪拌成南瓜泥，加入糯米粉攪拌，揉成光滑的麵團。

3. 取 15 克大小的量搓成小團放入盤中，上蒸鍋蒸 15 分鐘。

4. 把蒸好的南瓜團趁熱在椰絲上滾一圈即可。

營養提示

南瓜可調節胰島素平衡，還能促進消化，糯米可暖脾胃，健體補虛，兩者一起食用可養脾胃，促進消化。

清新蒸菜 薑汁番薯條

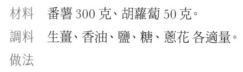

降低血脂

🍲 蒸鍋　⏱ 20 分鐘　👤 2~3 人份

材料　番薯 300 克、胡蘿蔔 50 克。

調料　生薑、香油、鹽、糖、蔥花 各適量。

做法

1. 生薑，去皮，切末，搗出薑汁，加鹽、糖、香油調成調醬汁備用。

2. 番薯、胡蘿蔔去皮，洗淨，切粗條，放入蒸鍋水開後蒸 20 分鐘，取出交錯排盤，淋上調醬汁，撒上蔥花即可。

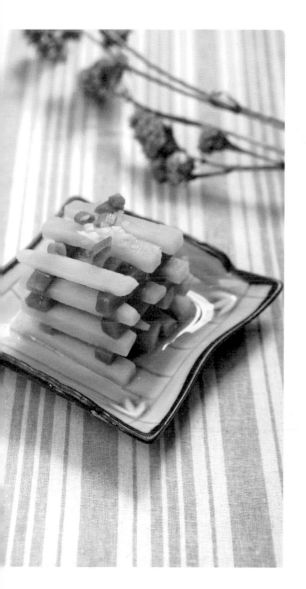

───── 營 養 提 示 ─────

番薯含有豐富的膳食纖維、鉀、果膠和維生素 C，能夠降低血脂，增加飽腹感，非常適合肥胖者食用。

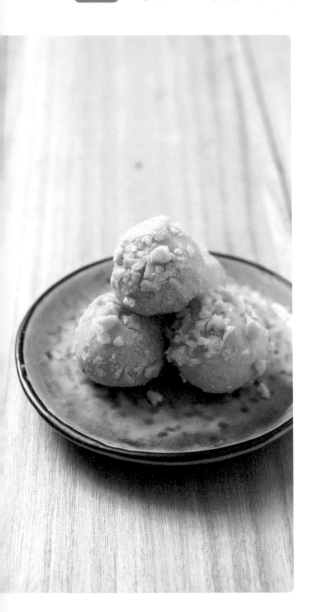

花生糯米球

清新
蒸菜

補虛補血，延緩衰老

🍲 蒸鍋   ⏱ 15 分鐘   👤 1~2 人份

菸鹼酸、維生素 E   鈣、磷

花生 ＋ 糯米

材料 黃豆粉 10 克、糯米粉 30 克、花生 20 克。

調料 白糖適量。

做法

1. 糯米粉倒入器皿中，加適量的白糖，加水搓成糯米塊，花生壓成花生碎。

2. 將黃豆粉、白糖和花生碎混合在一起。

3. 把糯米塊搓成圓圓的丸子。等蒸鍋水開了放進去，蒸 15 分鐘，取出稍微放涼。

4. 把丸子放在花生粉裡輕輕地轉一圈，取出即可食用。

營養提示

糯米可補虛補血；花生富含維生素、礦物質、賴氨酸，可健腦益智，增強記憶力。兩者一起食用有補虛補血、延緩衰老的作用。

蓮子銀耳羹

養胃，潤肺

| 蒸鍋 | 60 分鐘 | 1~2 人份 |

鉀、膳食纖維　　　膠質、維生素 D

 +

蓮子　　　　　　銀耳

材料　梨 50 克、蓮子 15 克、銀耳 10 克。

調料　冰糖 10 克。

做法

1. 蓮子洗淨，梨洗淨後切小塊，銀耳泡軟後，撕成小塊。

2. 將材料全放入大碗中，加適量水。

3. 冷水上蒸鍋蒸，蒸鍋水開之後中火蒸 60 分鐘即可。

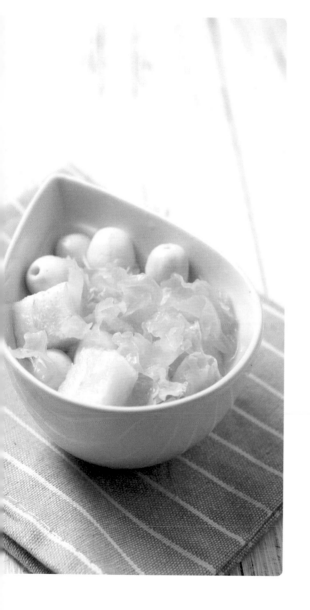

── 營 養 提 示 ──

蓮子含有蓮心鹼、異蓮心鹼等多種生物鹼，具有清熱瀉火的功能；梨和銀耳有很好的潤肺功效，做成羹食用可清熱排毒，潤肺養胃。

清新 蒸菜

紅酒蒸梨

潤肺，養顏

🍲 蒸鍋　⏱ 30 分鐘　👤 2~3 人份

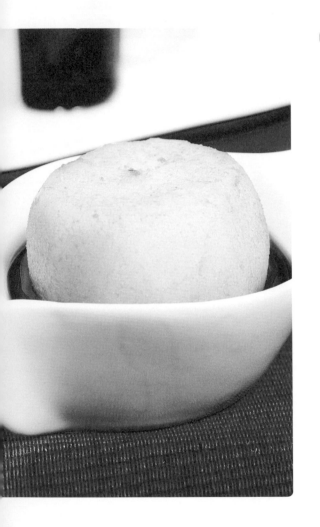

材料　紅葡萄酒 750 毫升、梨 1 個。

調料　桂皮 1 小段、丁香 4 瓣、冰糖
　　　適量。

做法

1. 梨洗淨，削去皮，在表面劃上幾刀放
   入碗中，加紅葡萄酒、桂皮、丁香、
   冰糖。

2. 蒸鍋水開後入鍋，中火蒸至冰糖溶化
   且酒中浸潤了桂皮和丁香的香味，梨
   的表面色澤紅潤，關火，自然冷卻或
   冷藏後食用即可。

雙皮奶

清新
蒸菜

補鈣，強心養胃

🍲 蒸鍋　　⏱ 15 分鐘　　👤 1~2 人份

鉀、鐵

紅豆

蛋白質、鈣、磷

牛奶

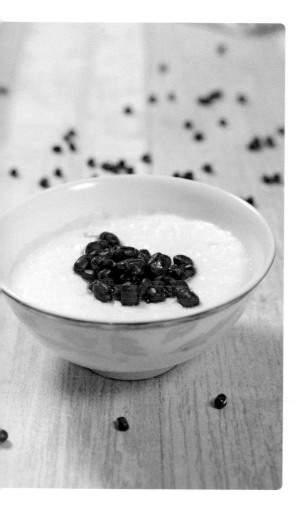

材料　牛奶 1 瓶（240 克）、熟紅豆 適量、蛋清 2 個。

調料　白糖 20 克。

做法

1. 蛋清中加入白糖攪拌均勻。

2. 牛奶用中火煮開，倒入碗中，放涼，表面會結成一層奶皮，將牛奶倒進蛋清中，碗底留下奶皮。

3. 把蛋清牛奶混合物沿碗邊緩緩倒進碗中，奶皮會自動浮起來，蓋上保鮮膜，隔水蒸 15 分鐘，關火燜 5 分鐘，冷卻後加上熟紅豆即可。

――― 營 養 提 示 ―――

牛奶富含鈣、蛋白質；紅豆富含皂角苷和膳食纖維，可養心、潤腸。兩者一起食用能補充鈣質，強心養胃。

清新蒸菜 草莓焦糖蛋奶布丁

健腦益智

🍲 蒸鍋　⏱ 10 分鐘　👤 1~2 人份

維生素 C、鐵	卵磷脂、蛋白質	蛋白質、鈣、磷
草莓	雞蛋	牛奶

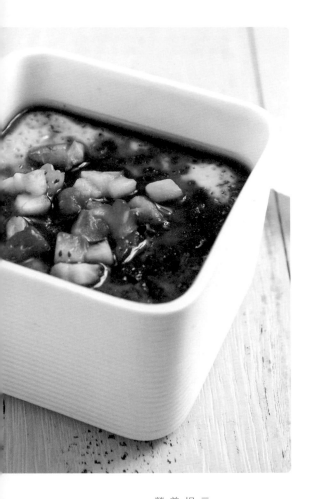

材料　草莓 30 克、雞蛋 20 克、牛奶 250 克。

調料　白糖 5 克、冰糖 5 克。

做法

1. 草莓洗淨後，用刀切成小丁。

2. 牛奶稍微加熱，倒入白糖，把白糖和牛奶攪勻。

3. 雞蛋打成雞蛋液加入牛奶中，攪勻成蛋奶液，用漏篩過濾。

4. 蛋奶液放入碗中，覆蓋一層保鮮膜，放入蒸鍋中，大火蒸 10 分鐘至凝固後，取出並取掉保鮮膜，備用。

5. 鍋裡倒入小半碗清水，放入冰糖，開大火熬煮到冰糖溶化，轉中小火一邊攪拌湯汁，一邊熬煮。煮到水分蒸發，糖漿變成淡褐色。

6. 趁熱往鍋裡倒入少量熱水，褐色糖漿遇熱水立即化開，關火。

7. 焦糖汁淋上備好的蛋奶液上，擺上切好的草莓丁即可。

營養提示

牛奶富含鈣和蛋白質；雞蛋富含卵磷脂和膽鹼；草莓富含的胡蘿蔔素在體內可轉化為維生素 A，一起食用可以養肝明目，健腦益智。

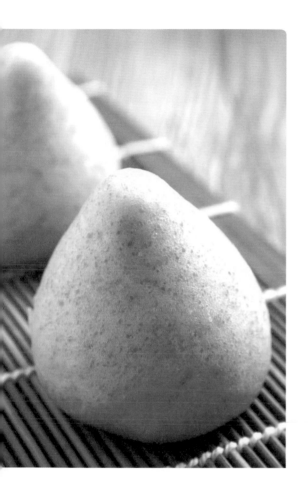

清新 蒸菜 奶香玉米窩窩頭

增強免疫力

🍲 蒸鍋　　⏱ 10 分鐘　　👤 1~2 人份

維生素 E、維生素 B1	胺基酸、維生素 B 群	蛋白質、鈣、磷
玉米	小米	牛奶

材料　玉米粉、小米穀粉各 100 克。

調料　白糖 30 克、牛奶 140 克。

做法

1. 把玉米粉、小米穀粉和白糖混合在一起，加入溫牛奶，揉成光滑的麵團。

2. 蓋上濕布，讓麵團發酵 10 分鐘。

3. 把麵團搓成長條，切成相同重量的小麵團，拿一個小麵團，揉圓，捏成窩窩頭，依次做好，放入蒸鍋中。

4. 冷水上火蒸，冒蒸氣後再蒸 10 分鐘即可。

── 營養提示 ──

牛奶富含蛋白質和鈣質，玉米富含維生素 E，小米富含氨基酸和維生素 B 群，一起食用能增強人體的免疫力。

豆香缽子糕

清新蒸菜

補充多種營養素

🍲 蒸鍋　　⏱ 20 分鐘　　👤 2~3 人份

維生素 B 群、礦物質	鉀、膳食纖維	維生素 E、維生素 B1
綠豆	紅豆	玉米

材料　綠豆、玉米粒、紅豆 各 100 克。缽子糕粉 (糯米粉 + 澄粉) 50 克。

調料　紅糖 適量。

做法

1. 紅豆和綠豆洗淨後浸泡 4 小時，加適量水煮軟；紅糖化成糖水。

2. 用紅糖水與缽子糕粉 (糯米粉 + 澄粉) 一起攪拌均勻。

3. 把紅豆、綠豆、玉米和缽子糕粉 (糯米粉 + 澄粉) 裝到一個個小缽子裡面。

4. 蒸鍋水開後開始蒸，大約 20 分鐘即可。

─── 營 養 提 示 ───

玉米富含維生素 E，綠豆富含維生素 B 群和礦物質，紅豆富含膳食纖維和微量元素，能補充人體所需營養。

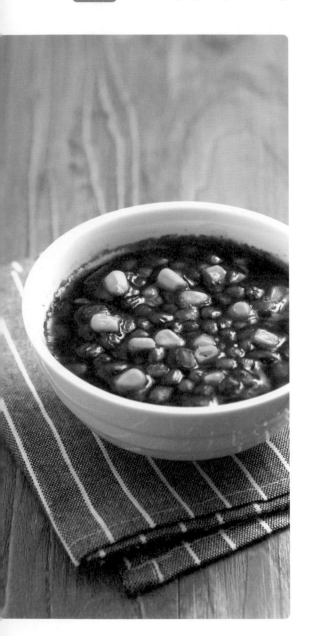

第 **2** 章

四季調理｜滋補菜

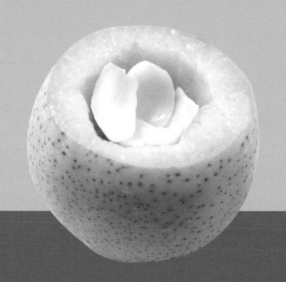

吃出不生病的體質

SPRING

春季

春天是萬物生長、生機勃發的季節，飲食應當順應自然界生機季節，多食用當季的綠色蔬菜不僅可以攝取足量的維生素，還有助於人體陽氣的提升。肝屬木，與春季對應，飲食中注重養肝，有助於調理肝氣，保證人體健康有活力。

膳食指南

保持膳食平衡，側重選擇生髮陽氣的食材

春季的飲食要注意保持寒熱均衡，根據自己的實際情況，選擇能夠保持機體功能協調的膳食。同時，春天應該適量增加食用當季的嫩芽蔬菜，如韭菜、豆芽、香椿芽等，可以幫助人體陽氣的升發。

多吃富含維生素的綠色蔬菜

春季多補充綠色蔬菜，不僅有助於肝氣的提升，還可以補充大量的維生素和礦物質。紅黃色、深綠色蔬菜可幫助恢復精力、消除春困，如胡蘿蔔、南瓜、番茄、青椒、芹菜等。富含維生素 C 的蔬菜具有抗病毒、防流感的作用，如芥藍、花椰菜等；富含胡蘿蔔素的蔬菜具有在人體內可轉化為維生素 A，可保護和增強上呼吸道黏膜及呼吸器官上皮細胞的功能，如胡蘿蔔、菠菜等。

花椰菜蒸蘑菇

四季調理
滋補菜

對抗病毒，抗氧化

🍲 蒸鍋　　⏱ 15 分鐘　　🧑 1~2 人份

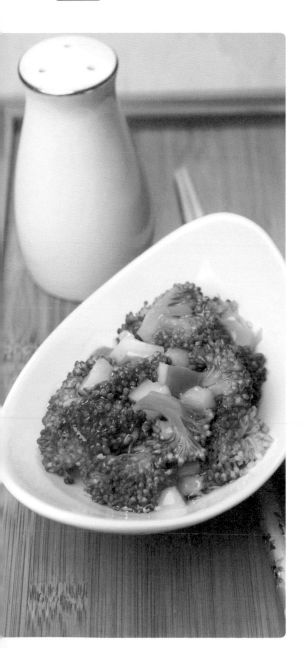

材料　花椰菜 300 克、蘑菇 50 克。

調料　鹽、雞精粉、蠔油、太白粉水 各
　　　適量。

做法

1. 花椰菜撕小朵，用鹽水浸泡 30 分鐘
後洗淨；蘑菇洗淨，切丁。兩者裝盤，
水開後入鍋蒸 15 分鐘。

2. 取一小鍋，倒入適量水，放入鹽、雞
精粉、蠔油混合煮沸，加入太白粉水，
快速攪拌至湯汁濃稠時關火。最後將
蒸好的花椰菜取出，將芡汁淋在表面
即可。

───── 營 養 提 示 ─────

花椰菜富含維生素，有排毒、抗氧
化的功效，蘑菇可抗輻射、抗病
毒，兩者搭配食用可強健身體。

紅棗蒸南瓜

四季調理
滋補菜

 增強身體免疫力

🍲 蒸鍋　⏱ 15 分鐘　🧍 1~2 人份

材料　南瓜 150 克、紅棗 20 克。

調料　白糖 10 克。

做法

1. 南瓜削去硬皮，去瓤，切成厚薄均勻的片狀；紅棗泡發洗淨。

2. 南瓜片裝入盤中，加入白糖拌勻，擺上紅棗，水開後入鍋蒸 15 分鐘至南瓜熟軟即可。

── 營 養 提 示 ──

南瓜蒸著吃香甜軟糯，而且含有的胡蘿蔔素、維生素 B、維生素 C、鈣、磷等營養物質能很好地得以保留，可增強身體免疫力。

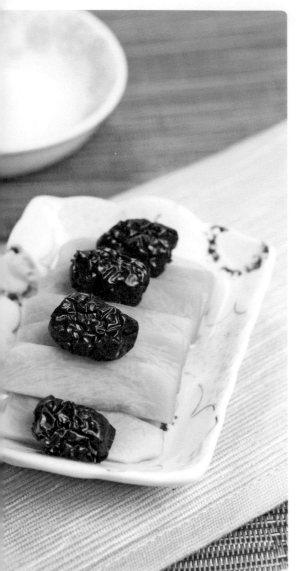

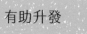

香椿蒸雞蛋

 有助升發

🥘 蒸鍋　⏱ 10 分鐘　👤 1~2 人份

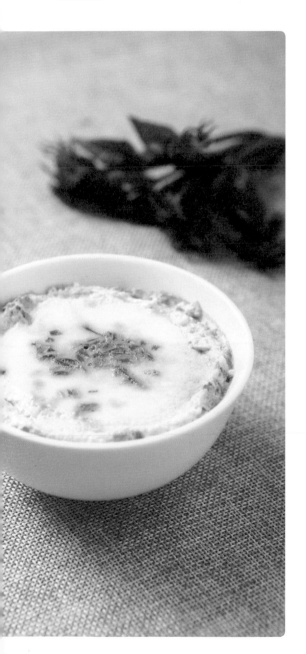

材料　雞蛋 2 個、香椿末 15 克。

調料　鹽、香油各 2 克。

做法

1. 將雞蛋打入碗中，放少許鹽，用筷子打散攪勻，加入香椿末和少許清水拌勻（喜歡吃硬一點的可以少加些水，喜歡吃軟的可多加些水）。

2. 水燒開後入鍋蒸 10 分鐘，取出淋上香油即可。

─── 烹飪妙招 ───

上蒸鍋蒸時可以蓋上保鮮膜，用牙籤在保鮮膜上戳幾個孔，這樣蒸出來的雞蛋羹不會出現孔洞狀。

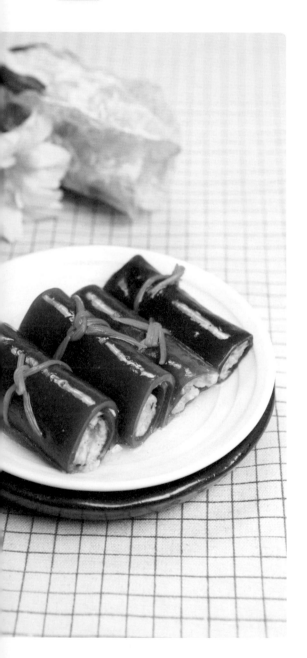

四季調理滋補菜 海帶肉卷

促便排毒

🍲 蒸鍋　⏱ 20分鐘　👤 1~2人份

材料　泡發海帶 200 克、肉餡 100 克。豆腐、鮮香菇 各 50 克。

調料　鹽 3 克。醬油、太白粉水、太白粉各 10 克。蔥末、薑末、香油、香菜梗 各 2 克。

做法

1. 泡發海帶洗淨，切大片；鮮香菇洗淨，切丁；豆腐碾碎，加入肉餡、蔥末、薑末、香菇丁，放入醬油、鹽、太白粉水、香油調味；香菜梗用開水燙軟。

2. 將海帶鋪平撒太白粉，放上肉餡捲成卷，紮上燙好的香菜梗，入鍋蒸熟，將原汁勾芡淋在上面即可。

営 養 提 示

海帶、香菇富含膳食纖維，搭配帶油脂的肉餡，有助於促進排便、排毒。

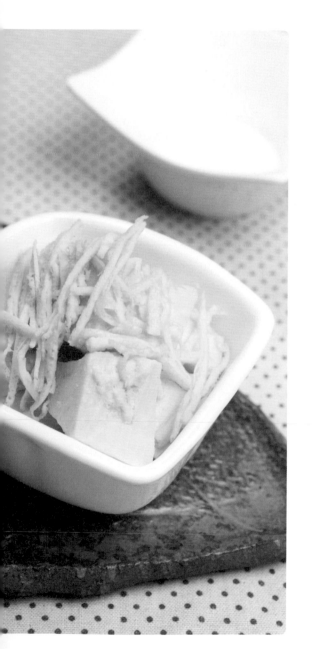

清蒸竹筍

四季調理
滋補菜

增進食欲

🍲 蒸鍋　　⏱ 30 分鐘　　👤 1~2 人份

材料　竹筍 200 克、雞肉 50 克、雞蛋
　　　1 個。

調料　蔥末、蒜末、薑末、鹽、香油、醬
　　　油、胡椒粉 各適量。

做法

1. 新鮮竹筍洗淨，去皮，尖端去除 3 公
   分，先環狀切成圓塊，再分切成四小
   塊；雞肉洗淨，切碎，加入蔥末、薑
   末、蒜末、鹽、香油、胡椒粉、醬油
   調味；雞蛋煎成蛋餅，切細絲。

2. 在竹筍上面裹上調味的雞肉碎，加適
   量清水，放入沸水蒸鍋中蒸 30 分鐘，
   取出撒上雞蛋絲即可。

--- 營養提示 ---

竹筍含有一種白色的含氮物質，構
成了竹筍獨有的清香，具有開胃、
促進消化、增強食欲的作用。

四季調理
滋補菜 **蒜蓉蒸蒲瓜**

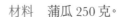 清熱利尿

🍲 蒸鍋　⏱ 10 分鐘　👤 1~2 人份

材料　蒲瓜 250 克。

調料　鹽 3 克。 蒜蓉、醬油(生抽) 各 5
　　　克。 香油 適量。

做法

1. 蒲瓜洗淨，切片，擺入盤中。

2. 將蒜蓉拌入鹽和醬油(生抽)，均勻地
　 撒在蒲瓜表面。

3. 水開後放入鍋中蒸 10 分鐘後取出，
　 淋上香油即可食用。

───── 營養提示 ─────

蒲瓜有助於調節人體代謝，提高
身體免疫力，抗病毒，預防早春
容易出現的感冒等症狀。

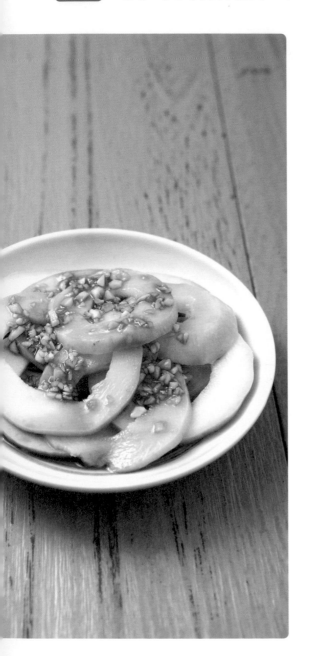

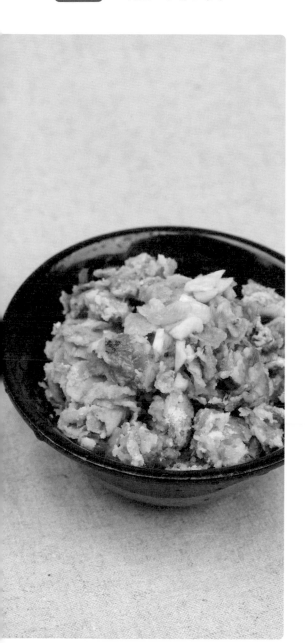

四季調理
滋補菜
榆錢飯

化痰清肺，降火

🍲 蒸鍋　　⏱ 10 分鐘　　👤 1~2 人份

材料　榆錢 300 克、麵粉 50 克。

調料　鹽、醋、醬油、蒜泥、紅油辣椒 各
　　　適量。

做法

1. 將蒜泥、醋、醬油、鹽、辣椒油攪勻
　成醬汁。

2. 將榆錢洗淨，撈出，瀝乾，放盆中，
　加入乾麵粉、鹽攪拌調勻，盛到蒸
　籠上。

3. 水開後將蒸籠入鍋，蒸 10 分鐘左右
　取出，淋上醬汁即可。

— 營 養 提 示 —

榆錢可洗淨後拌以玉米粉或白麵粉
做成窩頭，入鍋蒸半小時即可食
用，可補充人體所需的膳食纖維。

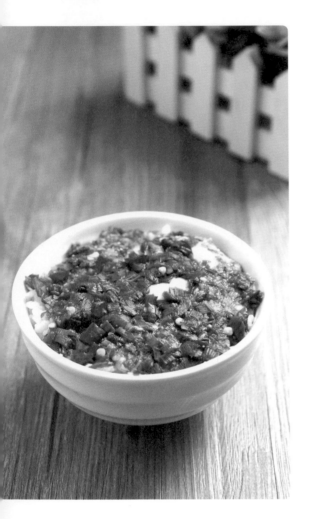

粉蒸韭菜包雞蛋

四季調理
滋補菜

> 疏調肝氣，解春困

🍲 蒸鍋　　⏱ 15分鐘　　👤 1~2人份

材料　韭菜 100 克、白飯 80 克、雞蛋 2 個。

調料　剁椒、米穀粉、植物油 各適量。

做法

1. 韭菜洗淨，切碎，加入剁椒、米穀粉、植物油拌勻。

2. 將白飯平鋪在平底碗中，白飯上鋪一層韭菜碎，在韭菜上挖兩個洞，分別打入雞蛋，再鋪一層薄薄的韭菜把雞蛋蓋住，水開後入鍋大火蒸 15 分鐘。

┤ 營養提示 ├

韭菜中含有揮發性精油及硫化物等特殊成分，散發出一種獨特的辛香氣味，有助於疏調肝氣，促進血液循環，興奮大腦，解春困。

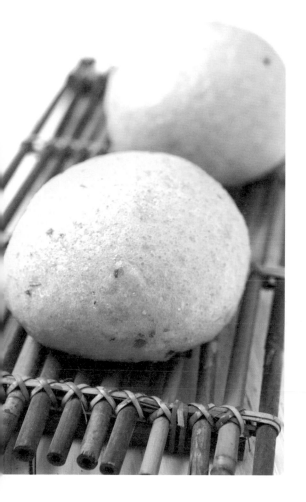

四季調理 滋補菜 薺菜團子

提高身體免疫力

🍲 蒸鍋　⏱ 10 分鐘　👤 2~3 人份

材料　薺菜 300 克、麵粉 適量。

調料　蒜末、鹽、醬油、白醋、白糖、紅油辣椒、香油、雞精粉 各適量。

做法

1. 薺菜挑洗乾淨，瀝乾，切碎放入碗中，慢慢加入麵粉，邊加邊攪拌，均勻裹上薄薄一層，加鹽拌勻，壓實，水開後入鍋大火蒸 10 分鐘，取出揉成團。

2. 將鹽、醬油、白醋、紅油辣椒、香油、雞精粉、白糖、蒜末調成醬汁，淋上即可。

── 營 養 提 示 ──

薺菜中含有的橙皮苷能夠抗菌消炎、抗病毒，對於春季常見病，如胃潰瘍、腹瀉、痢疾、尿路感染、感冒發燒、蕁麻疹等，有很好的食療作用。

SUMMER

夏季

夏季日照時間長，夜晚較短，天氣潮濕悶熱，人體新陳代謝加快，應注意攝入足量的優質蛋白質和水分。還要注意預防潮濕天氣造成的暑濕，多食用清熱利濕的食物，排除毒素。夏季應注重養心，適量食用苦味食物可清心火。

膳食指南

注重補充優質蛋白質

炎熱的夏季，人體消耗大，代謝增強，要適量增加蛋白質的攝入量，且一半以上為魚類、瘦肉、雞肉、蛋、奶和豆製品等優質蛋白質。

清熱利濕為宜，少食肥甘厚味

夏季飲食宜清淡爽口，適量食用清熱利濕的食物，如紅豆、綠豆、薏仁、冬瓜、黃瓜、鯽魚等。忌食肥膩辛辣食物，如芥末、胡椒、辣椒等，以防上火，引起不適，如便秘、痔瘡、口唇乾裂、咽喉炎等。

適量吃苦，注意補充水分

高溫使人多汗，容易流失大量的水分、鹽分、礦物質及水溶性維生素，宜多吃蔬菜和水果，如西瓜、桃、番茄、烏梅、草莓等，可及時補充水分、礦物質和維生素等。同時適當吃些苦味食物可以清心養心，如苦瓜、蓮子等。

四季調理
滋補菜

翡翠絲瓜卷

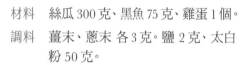

補充優質蛋白質

🍲 蒸鍋　　⏱ 10 分鐘　　👤 1~2 人份

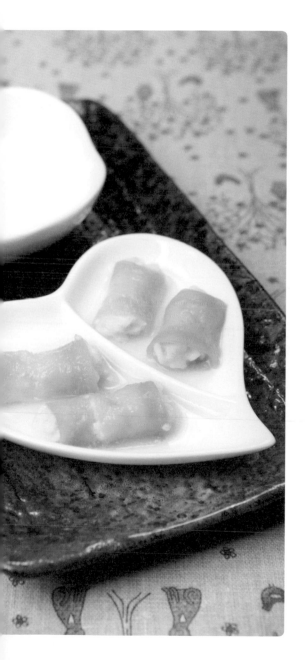

材料　絲瓜 300 克、黑魚 75 克、雞蛋 1 個。

調料　薑末、蔥末 各 3 克。鹽 2 克、太白
　　　粉 50 克。

做法

1. 絲瓜洗淨，去皮，切大片；黑魚洗淨，
魚肉剁成漿，加入薑末、蔥末、鹽調
勻；雞蛋取蛋清。

2. 絲瓜片放入沸水鍋汆燙至半熟後過涼
水，置於砧板，抹上雞蛋清、太白粉、
魚漿，捲成卷。

3. 將絲瓜卷放入蒸籠，水開後蒸 10 分鐘
至熟，翻扣於盤內即可。

━━ 營 養 提 示 ━━

黑魚是優質蛋白質的良好來源，絲
瓜含水分、維生素 C 等，兩者是
夏季飲食的最佳搭檔。

四季調理 滋補菜 冰糖枸杞蒸藕片

排毒，去濕

🍲 蒸鍋　　⏱ 25 分鐘　　🧍 1~2 人份

材料　鮮藕 200 克、枸杞子 10 克。

調料　冰糖 15 克。

做法

1. 藕去皮，洗淨，切片；枸杞子洗淨。

2. 將藕片放在盤中，撒上枸杞子並放入冰糖，將其放入蒸鍋，水開後大火蒸 25 分鐘即可。

—— 營 養 提 示 ——

夏季，藕大量上市，藕中含有豐富的維生素 K、維生素 C、鐵、鉀等，還含有黏液蛋白和膳食纖維，可排毒、去濕，加入滋陰、生津的冰糖和枸杞子，非常鮮美。

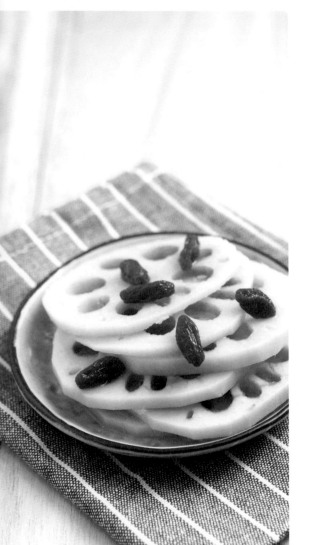

鹹蛋黃蒸苦瓜

四季調理
滋補菜

降脂，降糖

🍲 蒸鍋　　⏱ 5 分鐘　　👤 1~2 人份

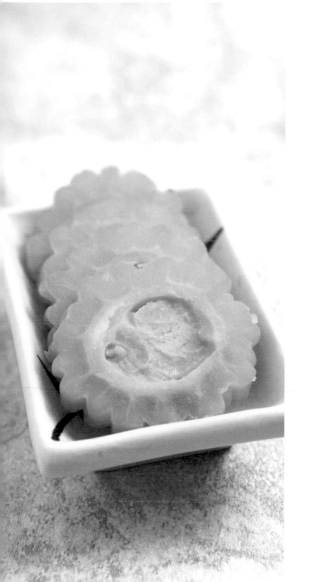

材料　苦瓜 200 克、熟鹹蛋黃 2 個。

調料　雞精粉、太白粉 各適量。

做法

1. 苦瓜洗淨，切去頭尾（留用），去瓤除籽，入沸水中氽燙 3 分鐘。

2. 熟鹹蛋黃碾碎，加入雞精粉、太白粉攪拌成餡料，將餡料填入苦瓜內，將苦瓜切去的頭尾放回原位，用牙籤固定好。

3. 將裝有餡料的苦瓜放入燒開的蒸鍋中，中火蒸 5 分鐘，取出，放涼，切片裝盤即可。

┤ 營 養 提 示 ├

鹹蛋黃中富含鐵、鈣元素，苦瓜富含維生素 C、苦味苷，可以降脂、降糖，兩者一起食用有清涼、明目、調節血糖的功效。

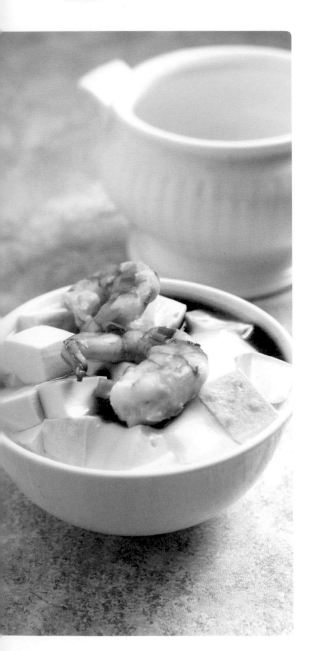

四季調理
滋補菜
蝦仁蒸豆腐

補充優質蛋白質

🍲 蒸鍋　⏱ 10 分鐘　👤 1~2 人份

材料　豆腐 1 盒、雞蛋 1 個、蝦仁 75 克。

調料　鹽、醬油(生抽) 各 3 克。香油、
　　　米酒、蔥末、薑末 各適量。

做法

1. 蝦仁洗淨，加薑末、米酒、鹽，醃漬
   20 分鐘。

2. 豆腐切小塊，撒少許鹽；雞蛋取蛋
   清，均勻倒入豆腐中，然後把醃漬好
   的蝦仁擺在豆腐上。

3. 放入蒸鍋，水開後中火蒸 10 分鐘，
   取出，淋少許醬油(生抽)、香油，撒
   上蔥末即可。

営 養 提 示

蝦、豆腐和雞蛋都是優質蛋白質的
良好來源。

粉蒸四季豆

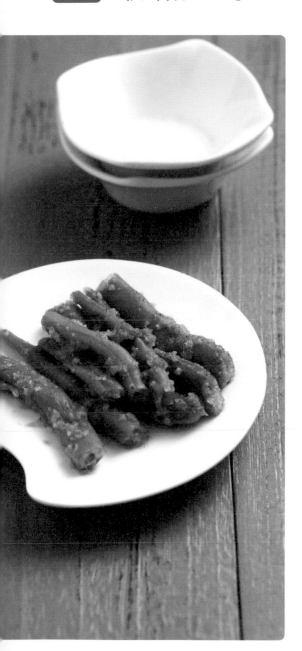

四季調理
滋補菜

消暑，健脾

🍲 蒸鍋　⏱ 30 分鐘　👤 1~2 人份

材料　四季豆 50 克、白米 20 克。

調料　鹽、八角 各 3 克。蒜末、蔥白 各 2 克。醬油 適量。

做法

1. 白米在鐵鍋裡炒香，用小火慢慢炒成黃色後打碎成米穀粉。

2. 四季豆洗淨，掰成段裝盤，加入蒜末、八角、鹽和醬油，加入米穀粉，攪拌均勻，放入蒸鍋，冒蒸氣後蒸 30 分鐘即可。

營養提示

四季豆中含有蛋白質和多種氨基酸，能健脾利胃，增進食欲。夏季多食四季豆能消暑。

四季調理
滋補菜

冰糖桂花蓮子

清熱，瀉火

蒸鍋　　40 分鐘　　2~3 人份

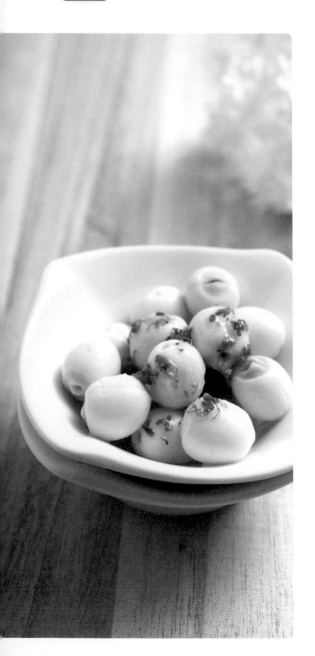

材料　水發蓮子 250 克、桂花 15 克。

調料　冰糖 15 克、植物油 適量。

做法

1. 蓮子洗淨，放入碗中加桂花拌勻，放入蒸鍋，水開後大火蒸 40 分鐘。

2. 平底鍋倒入植物油加熱，放入冰糖，不停地攪拌至化成糖汁，淋在蓮子上即可。

營 養 提 示

蓮子加上清香的桂花和冰糖，可以養心健脾、潤肺生津。

荷香蒸鴨

四季調理
滋補菜

消暑熱，度苦夏

🍲 蒸鍋　　⏱ 45 分鐘　　👤 3~4 人份

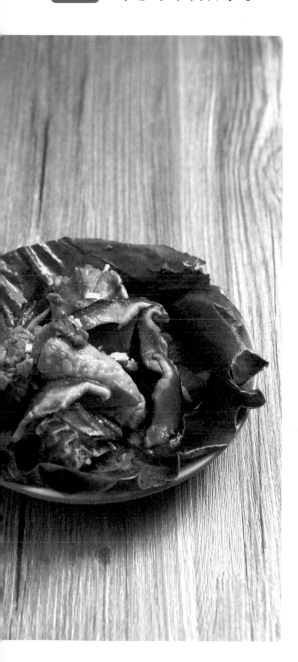

材料　鴨 1 隻。荷葉、香菇、胡蘿蔔 各 50 克。

調料　醬油 (生抽)、米酒 各 10 克。鹽 3 克。香油、太白粉、蔥花 各 5 克。植物油 適量。

做法

1. 鴨洗淨，切成塊；香菇、胡蘿蔔分別洗淨，切片。

2. 將鴨塊加入香菇片、胡蘿蔔片、醬油 (生抽)、鹽、米酒、香油、太白粉、植物油、蔥花拌勻，醃漬 30 分鐘。

3. 荷葉鋪在蒸籠上，放入醃漬好的鴨塊，水開後蒸 45 分鐘至熟即可。

── 營 養 提 示 ──

鴨肉富含蛋白質及豐富的鈣、磷、鐵和多種維生素等營養成分，搭配荷葉食用，口感清香，去除暑熱。

├ AUTUMN ├

秋季

秋季進補要以「護陰防燥、滋陰潤肺」為主。多食用新鮮蔬菜，口味以清淡為宜，不要過寒或者過熱，選取溫補氣血、滋陰生津的食物，補充水分，安然度秋。

膳食指南

防秋燥，維生素不可少

秋天氣候乾燥，人體極易出現全身燥熱、口唇乾裂、心神不寧等「秋燥」症狀。應多吃新鮮、少油、富含維生素的食物，如胡蘿蔔、藕、葡萄、柿子、梨、芝麻、木耳等。

平補、潤補相結合，養陰生津潤肺

秋季應平補、潤補相結合，減少食用辛味食物，增加養陰潤肺的食物，如梨、蓮子、百合、桂圓、紅棗、板栗、銀耳、荸薺等，也可多吃一些溫補的牛肉，來補氣血、增強體質。

百合南瓜盞

四季調理
滋補菜

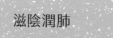

滋陰潤肺

🍲 蒸鍋　　⏱ 15 分鐘　　👤 1~2 人份

材料　南瓜 100 克、鮮百合 50 克。

調料　冰糖、蔥花 各適量。

做法

1. 取一塊南瓜去皮，切成厚片，在盤中擺好。

2. 鮮百合掰成片，洗淨，瀝乾，和冰糖混合均勻，放在南瓜上面。

3. 鍋裡加適量水，人火燒開，放入裝有南瓜的盤子，蒸 15 分鐘，取出，撒上適量蔥花即可。

─── 營 養 提 示 ───

百合中含有的硒、銅等微量元素能抗氧化、促進維生素 C 吸收；南瓜富含的鋅元素，參與人體蛋白質合成。兩者搭配既能提供充足的營養，又能潤肺益氣，還具有美容的功效。

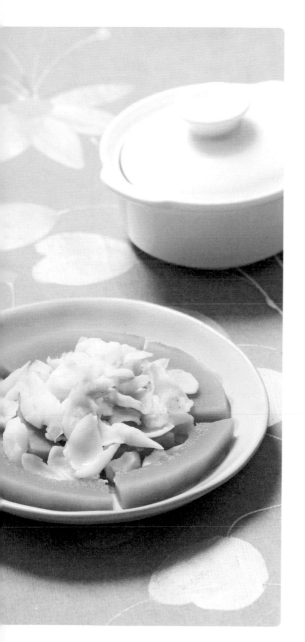

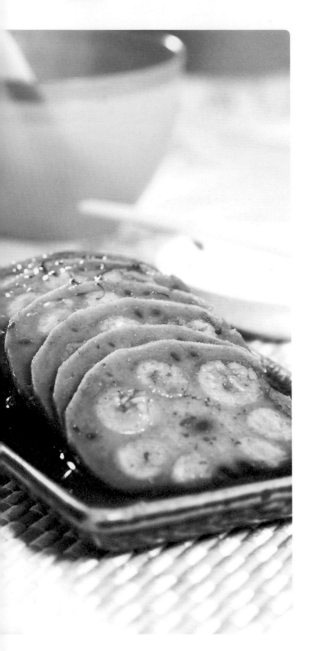

四季調理滋補菜 糯米藕

健脾，潤肺

🍲 蒸鍋　⏱ 60 分鐘　👤 2~3 人份

材料　蓮藕 300 克、糯米 100 克。

調料　白糖 50 克、糖釀桂花 適量。

做法

1. 蓮藕去皮，洗淨，瀝乾，將藕節一端切下備用；糯米洗淨，用水浸泡約 4 小時，泡透。

2. 在糯米中加入白糖拌勻，逐一灌入藕孔中；將切下的藕節頭放回原位，用牙籤插牢，以防漏米。

3. 放入蒸鍋，水開後大火蒸 60 分鐘，取出放涼，去掉牙籤、藕節頭，切成 0.5 公分厚的圓片，擺盤，撒上糖釀桂花即可。

營養提示

糯米具有補中益氣、健脾養胃、止虛汗的功效；蓮藕含維生素 C，有助於潤肺防燥。

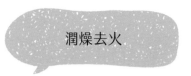

四季調理
滋補菜 蒸三素

潤燥去火

🍲 蒸鍋　🕐 10 分鐘　👤 1~2 人份

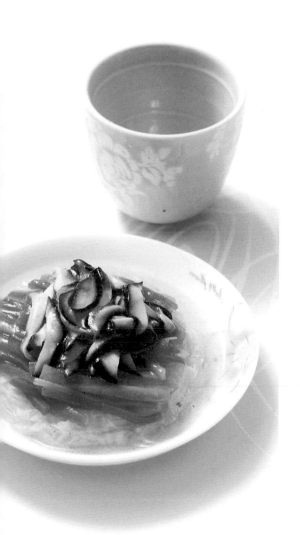

材料　鮮香菇、胡蘿蔔、大白菜 各 100 克。

調料　鹽 2 克。太白粉水、香油 各適量。

做法

1. 香菇、大白菜洗淨，切絲；胡蘿蔔洗淨，去外皮，切絲。

2. 取小碗，放入香菇絲、胡蘿蔔絲、大白菜絲入鍋蒸 10 分鐘，取出，倒扣入盤。

3. 鍋內倒水燒開，加鹽、香油調味，淋入太白粉水勾芡，將芡汁倒入盤中即可。

───── 營養提示 ─────

香菇、胡蘿蔔、白菜富含維生素和膳食纖維，可潤燥去火，很適合秋季食用。

四季調理滋補菜 蒜蓉蒸娃娃菜

增強免疫力，防感冒

蒸鍋　　15分鐘　　1~2人份

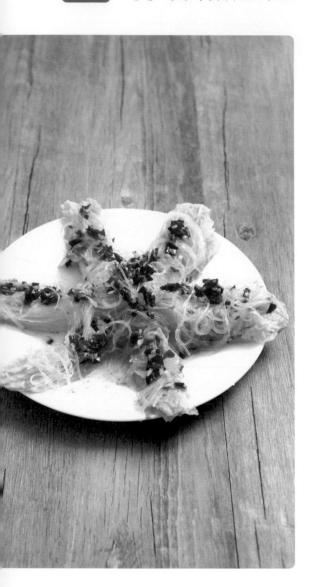

材料　娃娃菜 100 克、粉絲 50 克。

調料　鹽、蒜蓉 各 3 克。醬油、剁椒 各 2 克。植物油 適量。

做法

1. 先將粉絲用溫水浸泡大概 10 分鐘，發軟；將娃娃菜洗淨，切成 6 份。

2. 以盤中心為點，擺成一圈，在娃娃菜上鋪一層粉絲。

3. 油鍋燒熱，加入蒜蓉和剁椒爆香，將爆好的蒜蓉和剁椒倒在擺好的粉絲上面，撒上鹽。

4. 將擺好的娃娃菜放入蒸鍋中，加水，大火蒸 15 分鐘即可出鍋。

蒜蓉粉絲蒸扇貝

四季調理
滋補菜

增強身體機能

🍲 蒸鍋　　　⏱ 15 分鐘　　　🧑 2~3 人份

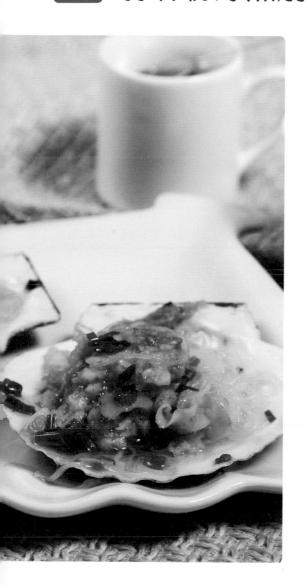

材料　扇貝 6 個。粉絲、蒜蓉 各 50 克。

調料　白糖、豉汁 各 5 克。鹽 3 克。蔥花、薑末 各 2 克。

做法

1. 粉絲剪斷，用溫水泡軟；扇貝放入水中，洗淨泥沙，剔下扇貝肉備用；白糖、豉汁、蒜蓉、薑末、鹽調成醬汁。

2. 扇貝殼用熱水燙後擺盤，放上粉絲，再依次放入扇貝肉，淋上拌好的醬汁，入鍋大火蒸約 15 分鐘後取出，撒上蔥花，再澆上少許熟植物油即可。

─── 營 養 提 示 ───

秋季食用扇貝正當時，扇貝富含多種礦物質，有助於增強身體機能。

四季調理
滋補菜

百合蒸雪梨

潤肺生津

🍲 蒸鍋　⏱ 30 分鐘　👤 1~2 人份

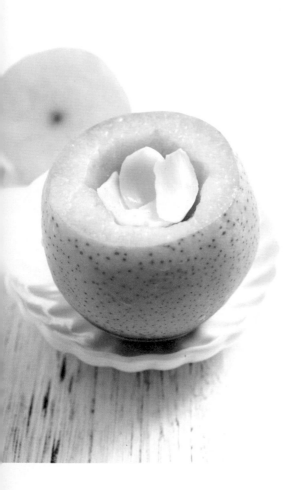

材料　梨 3 個、百合 (乾) 50 克。

調料　冰糖 30 克。

做法

1. 百合洗淨後用清水泡 30 分鐘。

2. 梨洗淨後，靠近梨蒂頭的地方橫切，將梨心去掉，掏空，把百合、冰糖放入梨心中，蓋上剛切開的梨蒂頭，用牙籤固定。

3. 將梨放入水開的蒸鍋中蒸 30 分鐘，即可食用。

營 養 提 示

秋季乾燥，梨富含水分，有潤肺的功效，百合也可以清心潤肺，加上冰糖一起蒸著食用，可潤肺生津，緩解秋燥。

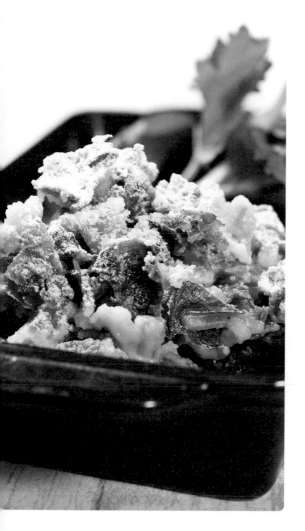

四季調理
滋補菜

麥飯

預防便秘

🍲 蒸鍋　　⏱ 10 分鐘　　👤 1~2 人份

材料　芹菜 50 克、麵粉 適量。

調料　蒜末、醋、辣椒油 各 5 克。鹽 3 克。

做法

1. 芹菜洗淨，切丁，用麵粉裹住，不要壓實。

2. 蒸籠鋪上紗布，將混合好的芹菜放在紗布上，鍋內水沸冒蒸氣後，蒸 10 分鐘即可出鍋。

3. 裝盤，加蒜末、鹽、醋、辣椒油調味即可食用。

──── 營養提示 ────

秋季氣候變化容易引起血壓波動，芹菜富含鉀元素，可調節血壓，還富含膳食纖維，可清熱降火，防治秋季便秘。

──── 烹飪妙招 ────

麵粉用量多少自定，多一點的話，可包住芹菜，蒸熟以後比較有嚼勁。

WINTER

冬季

冬季是「藏養」之季，進補得當會使營養物質最大限度地轉化成能量儲存在身體中，增強人體禦寒能力。同時，冬季適宜養腎，黑色食物最能滋養腎臟，可增加黑色食物的攝入。

膳食指南

增加溫、熱性食物

冬季進補可為來年的健康體魄打好基礎，有「三九補一冬，來年無病痛」的說法。可適量增加溫性、熱性食物，有效提高身體耐寒能力和免疫力，如花生、核桃、栗子、桂圓、紅棗、牛肉、羊肉、烏骨雞、鯽魚等。

黑色食物可增加，維生素更不能少

冬天應注重養腎，可多食用黑色食物，如黑豆、黑棗、黑芝麻、木耳等，不僅能補養腎氣，還能迅速產生熱量，抵抗寒冷。另外，富含維生素的蔬果也不能少，如白蘿蔔、胡蘿蔔、青椒、白菜、柑橘、蘋果等。還要增加蛋類、豆類等食物，以保證身體對維生素 A、維生素 B1、維生素 B2 等的需求。

蘿蔔絲蒸牛肉

四季調理
滋補菜

補充體力

🍲 蒸鍋　　⏱ 40 分鐘　　👤 1~2 人份

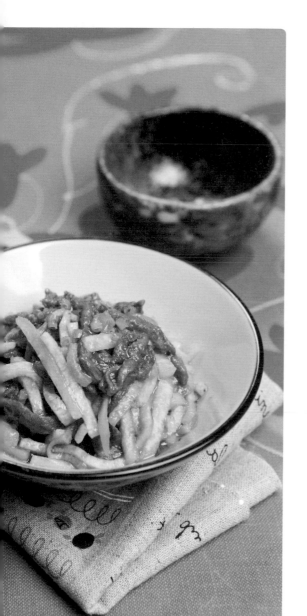

材料　牛肉、米穀粉 各 75 克。白蘿蔔
　　　300 克。

調料　蒜、薑、蔥、胡椒粉 各 2 克。鹽、
　　　濃醬油（老抽）、白糖、黃酒 各
　　　3 克。

做法

1. 牛肉洗淨，切細絲；白蘿蔔洗淨，切
   粗絲；薑、蒜、蔥分別切末。

2. 牛肉絲用鹽、濃醬油（老抽）、白糖、
   黃酒、胡椒粉醃 20 分鐘；白蘿蔔絲用
   適量鹽醃片刻，待出水後，將水倒出
   備用。

3. 把醃好的牛肉絲、薑蒜末、白蘿蔔絲
   加米穀粉，拌勻裝盤，水開後入鍋大
   火蒸 40 分鐘，出鍋，撒上蔥花即可
   食用。

─── 營養提示 ───

牛肉富含礦物質和氨基酸，能迅速
補充體力，還有補鐵功效。

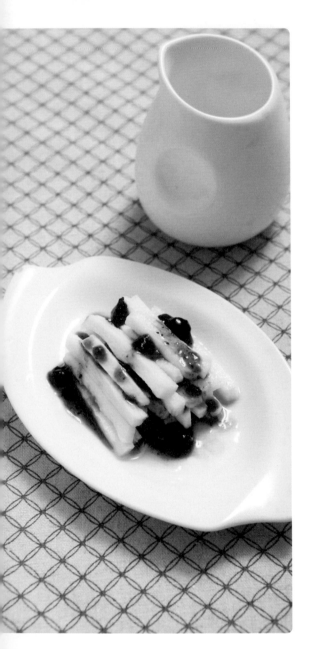

四季調理 滋補菜 藍莓山藥

益腎健體

蒸鍋　　30 分鐘　　2~3 人份

材料　山藥 250 克、藍莓醬 70 克。

做法

1. 山藥去皮，洗淨，切成段。

2. 放入蒸鍋中，水開後大火蒸 30 分鐘，取出，冷卻後用勺子壓成細膩的泥狀。

3. 用模具將山藥泥做成喜歡的形狀，然後在上面放上藍莓醬即可。

營 養 提 示

山藥益腎健體、健脾養胃，口感酸甜可中和進補肉食的香膩。

四季調理 滋補菜　糯米蒸糕

滋補禦寒，緩解氣虛

🍲 蒸鍋　　　⏱ 20 分鐘　　　🧍 2~3 人份

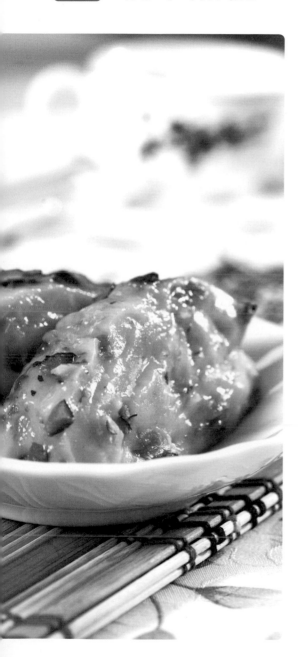

材料　糯米粉、米穀粉 各150克。紅棗、核桃仁 各25克。葡萄乾 少許。

調料　白糖 適量。

做法

1. 紅棗洗淨，去核，切碎；核桃仁、葡萄乾切碎。

2. 將米穀粉、糯米粉放入容器中混合拌勻，再放入紅棗碎、核桃仁碎、葡萄乾碎，放入白糖加適量水拌勻，倒入模具中做成蒸糕團子。

3. 蒸鍋中水開後，將蒸糕團子放在蒸籠布上大火蒸 20 分鐘左右，出鍋放涼，切塊即可。

營養提示

糯米補中益氣，健脾養胃，加上補血的紅棗、健腦益腎的核桃，可健腎補虛，滋補禦寒。

金針白菜包

四季調理
滋補菜

加速新陳代謝

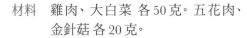

🥘 蒸鍋　⏱ 10 分鐘　👤 1~2 人份

材料　雞肉、大白菜 各 50 克。五花肉、
　　　金針菇 各 20 克。

調料　蔥末、薑末、鹽、香油 各 5 克。胡
　　　椒粉 2 克、蔥葉 適量。

做法

1. 金針菇洗淨，切掉根部；大白菜洗淨，
　 汆燙至軟；雞肉和豬肉洗淨，剁成肉
　 餡，加蔥末、薑末、胡椒粉、鹽、香
　 油拌成糊。

2. 取整片大白菜包肉餡，上面放上金針
　 菇，用蔥葉捆好，放入蒸鍋中，水開
　 後中火蒸 10 分鐘。

───── 營 養 提 示 ─────

大白菜有助消化，還能增強抵抗力；
金針菇氨基酸含量高，可增強體內
的生物活性，促進營養素吸收，而
且葷素搭配很適合冬季食用。

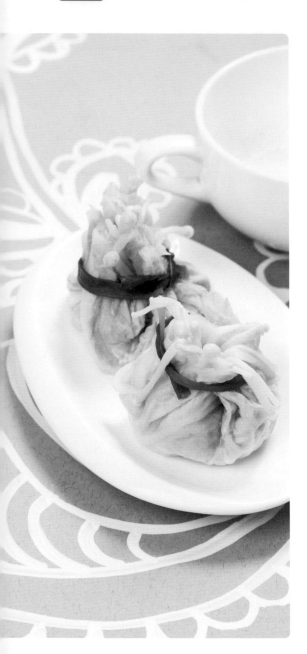

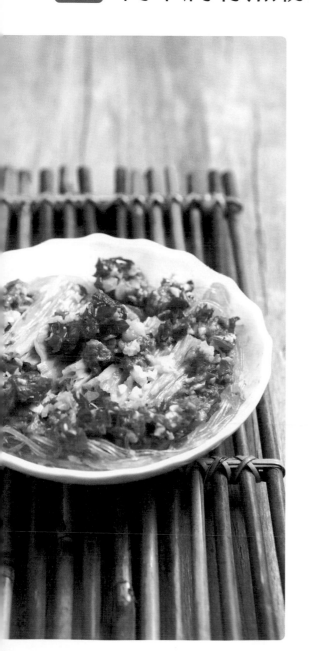

四季調理
滋補菜
肉末腐竹蒸粉絲

補充豐富的蛋白質

| 蒸鍋 | 25 分鐘 | 1~2 人份 |

材料　肉末 50 克、腐竹 60 克、粉絲 30 克。

調料　剁椒 2 克。醬油、蒜末、鹽 各 3 克。胡椒粉、香油 少許。

做法

1. 腐竹泡發，切段；粉絲泡發；肉末裡放入鹽、胡椒粉、醬油拌勻。

2. 大碗中放入粉絲鋪底，再放入腐竹，將調好味的肉末 部分放在中間，一部分放在四周。在肉末的周圍和肉末上面放入剁椒，撒上蒜末。

3. 蒸鍋中水開後，入鍋大火蒸 25 分鐘，取出，淋上少許香油即可。

─── 營 養 提 示 ───

腐竹富含大豆蛋白質，肉末中富含動物蛋白質，幫助身體補充豐富的蛋白質，加上粉絲一起食用，易於消化。

四季調理
滋補菜

絲瓜蒸羊肉

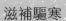
滋補驅寒

🍲 蒸鍋　⏱ 10 分鐘　👤 1~2 人份

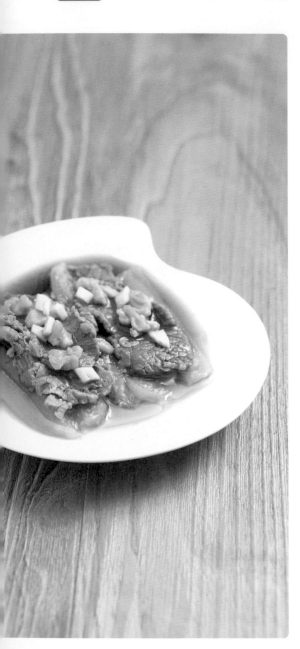

材料　羊肉 70 克、絲瓜 150 克、鹹蛋黃 1 個。

調料　蒜 10 克、鹽 3 克。胡椒粉、太白粉、香油、醬油(生抽)各適量。

做法

1. 羊肉洗淨，切片，加入鹽、胡椒粉和太白粉拌勻，醃漬 15 分鐘入味；絲瓜去皮，切條；鹹蛋黃切丁；蒜去皮，切片。

2. 將絲瓜條擺放至盤中，鋪上醃好的羊肉片，撒上鹹蛋黃和蒜片。蒸鍋水開後，放入蒸鍋大火蒸 10 分鐘，取出，淋上少許香油和醬油（生抽）即成。

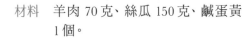
營養提示

羊肉富含鐵、蛋白質、磷等，能補充人體所需熱量以禦寒。

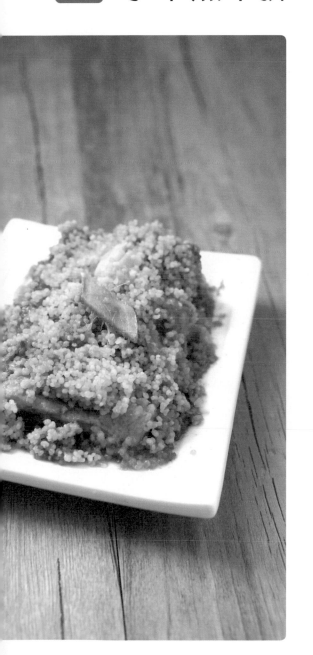

四季調理 滋補菜 小米蒸羊排

健脾胃，補虛勞

🍲 蒸鍋　　⏱ 30 分鐘　　👤 2~3 人份

材料　羊排 200 克、小米 50 克。

調料　薑片、蔥段 各適量。甜辣醬 2 大勺。

做法

1. 小米洗淨，用清水浸泡 4 小時；羊排反覆清洗至無血水。

2. 將洗淨的羊排放入大碗，加甜辣醬、薑片、蔥段充分抓勻，醃 40 分鐘後，把泡軟的小米放入醃製後的羊排中攪拌均勻。

3. 將裹上小米的羊排排盤，蒸鍋水開後放入羊排，大火蒸 30 分鐘左右即可。

─── 營 養 提 示 ───

羊肉與小米同食可以溫補脾胃，能補虛勞，增強體質。

第 **3** 章

養生保健｜調養菜

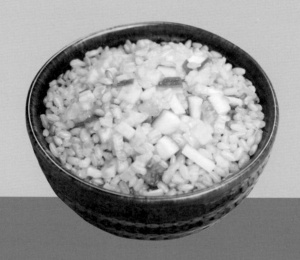

固本培元，身體充滿正能量

HEALTH

養心護心

心臟是人體的重要器官，需要特別呵護。飲食不規律、吃得不健康、長期大量飲酒、缺乏運動、長期抑鬱等都有可能誘發心臟疾病。通過飲食調養來保養心臟是預防心臟病的一個重要方法。

膳食指南

紅色食物來養心

中醫認為紅色食物能增強心臟之氣，因此可以攝入紅色食物來滋養心氣。牛肉、羊肉、豬肉等畜肉是紅色食物的代表。

鎂是心臟的「保護神」

鎂能調節血脂代謝和預防動脈粥樣硬化，降低心血管疾病發生的風險，因此可以在日常飲食中適量攝入富含鎂的食物，如綠色蔬菜、穀類、豆類、牛肉、豬肉、蛋黃、海鮮等。

同時要控制食用甜食和飲用對神經有刺激的飲料，如酒、咖啡、濃茶、可樂等，以免造成脂肪堆積、血脂升高，以及引發冠狀動脈心臟病、動脈粥樣硬化等。

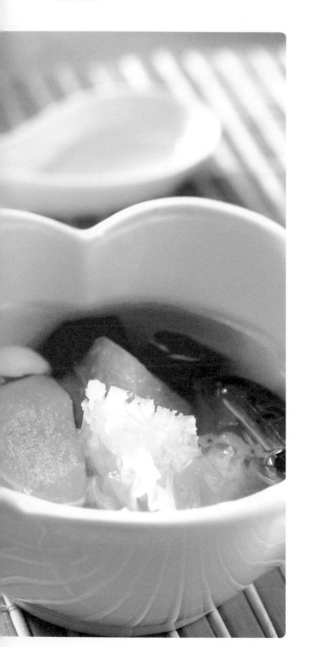

銀耳杏仁雪梨羹

養生保健
調養菜

護心潤肺

🍲 蒸鍋　　⏱ 50 分鐘　　👤 1~2 人份

材料　銀耳、雪梨、胡蘿蔔 各20克。杏仁 10 克。

調料　蜜棗、陳皮 各適量。

做法

1. 銀耳用溫水泡發，去蒂，撕成小塊；雪梨洗淨，去核，切厚片；胡蘿蔔洗淨，切厚片。

2. 將陳皮、銀耳、雪梨、胡蘿蔔、蜜棗、杏仁放入碗中，加清水稍淹過食材即可，放入蒸鍋中，大火蒸20分鐘，再轉小火蒸30分鐘即可。

─── 營養提示 ───

杏仁含有豐富的黃酮類和多酚類成分，能顯著降低心臟病等諸多慢性病的發病風險，與銀耳、雪梨、胡蘿蔔一起食用能護心潤肺。

四季調理
滋補菜

紅豆牛肉飯

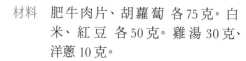
強健體魄，護心

🍲 蒸鍋　⏱ 50 分鐘　👤 2~3 人份

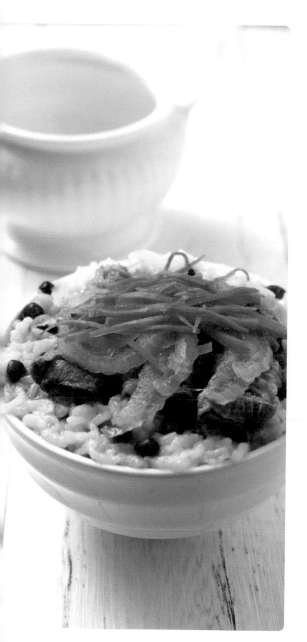

材料　肥牛肉片、胡蘿蔔 各75克。白米、紅豆 各50克。雞湯30克、洋蔥10克。

調料　醬油(生抽)5克。

做法

1. 白米洗淨後浸泡30分鐘；紅豆洗淨後浸泡4小時；洋蔥和胡蘿蔔洗淨後分別切絲。

2. 將洗好的米和紅豆加入少量水放入容器中，入鍋蒸，水開後蒸30分鐘，再加入雞湯、肥牛肉片、洋蔥絲、胡蘿蔔絲，轉小火蒸20分鐘即可，食用時拌入醬油（生抽）。

─── 營養提示 ───

紅豆含有較多的皂角苷，可利尿，對心臟病和腎病、水腫有益，牛肉可以增強體質，一起食用可強身健體，保護心臟。

養生保健
調養菜

燕麥牛奶羹

降低血液中的膽固醇

 蒸鍋　　 10 分鐘　　1~2 人份

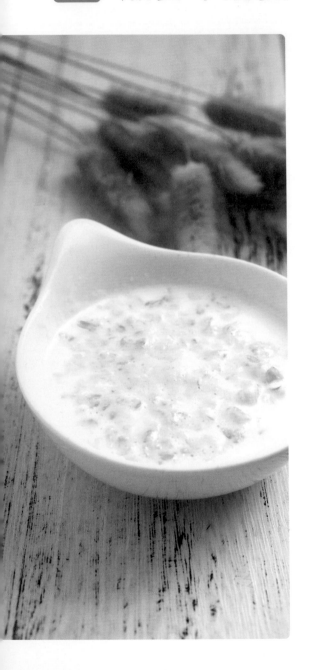

材料　燕麥 40 克、牛奶 50 克、雞蛋 1 個。

調料　白糖 適量。

做法

1. 燕麥洗淨，浸泡 10 分鐘；取蛋清和牛奶混合。

2. 將燕麥和牛奶蛋清混合液裝入碗中，攪拌均勻，水開後放入蒸鍋，中火蒸 10 分鐘，再關火燜 5 分鐘即可，食用時拌入白糖。

營養提示

燕麥中含有豐富的亞油酸、維生素 B 群和水溶性膳食纖維，能降低血液中膽固醇的含量，預防高血壓和心腦血管疾病。

HEALTH

補肝
明目

中醫認為肝主目，通過滋補肝臟、平肝火能起到明目的作用。選擇具有補肝明目功效的食物，有助於肝功能強化，使眼睛更明亮。

膳食指南

綠色食物最養肝

中醫認為綠色食物有益肝氣、舒緩肝鬱、保健明目、消除疲勞等功效。日常飲食中可多選用新鮮、無污染的綠色蔬菜、水果。另外，對於肝氣不足（有面色發青、睡不好覺、常感膽怯等症狀）的人，可每週吃一次動物肝臟，以肝養肝。

養成良好的飲食習慣有益肝臟健康

少吃肥肉、動物油和油炸等富含脂肪的食物，以免增加肝臟的脂肪，影響肝功能。少喝酒和碳酸飲料、少吃辛辣刺激性食物和包裝速食，不暴飲暴食，避免脾胃升降失調而加重肝臟負擔。

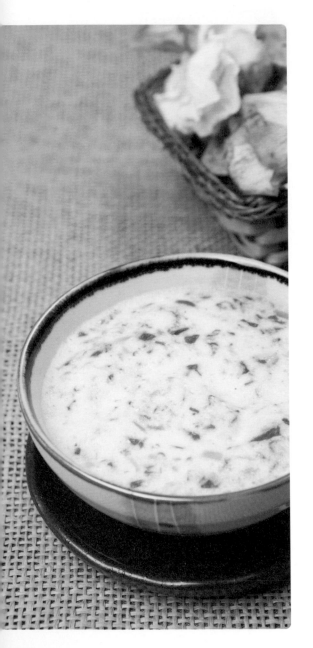

養生保健
調養菜
菠菜蒸蛋

補血養肝

[蒸鍋] [15 分鐘] [1~2 人份]

材料　菠菜 30 克、雞蛋 50 克。

調料　鹽 3 克、香油 5 克。

做法

1. 菠菜洗淨，用沸水汆燙一下，切小段；雞蛋打成蛋液。

2. 將蛋液和菠菜葉混合，加入鹽，攪勻。

3. 將菠菜蛋液放入冷水蒸鍋中，大火煮開後，轉中火蒸 15 分鐘，淋上香油即可。

營 養 提 示

菠菜富含的胡蘿蔔素是維生素 A 的極佳來源，雞蛋富含多種氨基酸和礦物質，一起食用可以補血、養肝、明目。

四季調理 滋補菜 粉蒸胡蘿蔔絲

養肝、明目、護心

🍲 蒸鍋　　⏱ 10 分鐘　　👤 1~2 人份

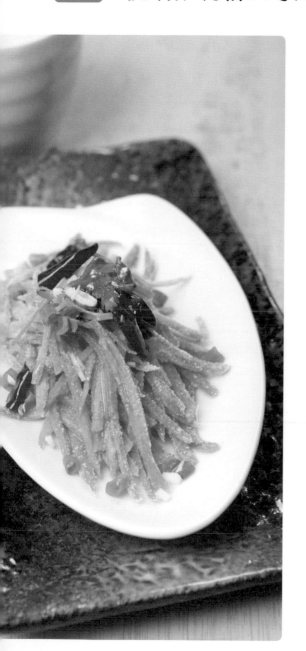

材料　胡蘿蔔 60 克、小米穀粉 30 克。

調料　鹽 3 克。蔥末、辣椒段、植物油 各 適量。

做法

1. 胡蘿蔔洗淨，切絲，放入少許的鹽拌 勻，並瀝乾水分。

2. 放入少許油拌均勻，再加入小米穀粉 和鹽，拌勻。

3. 水開後，放入蒸鍋蒸 10 分鐘，撒上 蔥末、辣椒段即可食用。

───── 營養提示 ─────

胡蘿蔔富含胡蘿蔔素和鐵，小米富 含胡蘿蔔素和維生素 B 群，兩者一 起食用可以養肝、明目、護心。

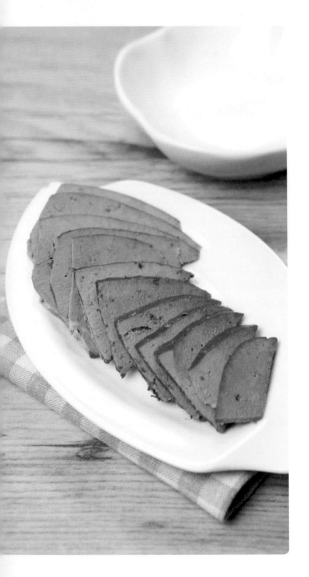

養生保健調養菜 蒸豬肝

養肝補血

🍲 蒸鍋　　⏱ 50 分鐘　　👤 3~4 人份

材料　豬肝 150 克。

調料　醬油、白糖 各適量。

做法

1. 豬肝洗淨，瀝乾，放入蒸碗中，倒入醬油，剛好浸過豬肝，加白糖調味。

2. 蒸鍋水開後，放入豬肝，中火蒸 50 分鐘取出，切片即可。

營養提示

豬肝富含鐵元素，具有補肝明目、養血補血的功效。

健脾養胃

中醫認為，脾主運化，把食物轉化為營養物質，並傳輸至全身各處；胃主受納，主要負責消化食物和傳輸養分。兩者共同完成食物的消化吸收，從而滋養全身。「脾胃調和則百病除」，平時注意飲食調節是健脾養胃的最好方法。

膳食指南

通過黃色、甜味食物養脾

中醫五行學說認為，脾屬土，黃色對應脾，所以吃黃色食物能夠養脾，如南瓜、番薯等。甜味入脾，甜味食物有補益強壯作用，可以增強脾臟的功能。

油炸、生冷、辛辣食物是大忌

食物的溫度應以「不燙不涼」為度，吃的時候要細嚼慢嚥，對食物充分咀嚼的次數越多，隨之分泌的唾液也越多，對胃黏膜的保護作用就越強。油炸食物不容易消化，會加重消化道的負擔，辣椒、胡椒等辛辣食物會對消化道黏膜產生較強的刺激，引起腹瀉或消化道炎症，要儘量少吃。

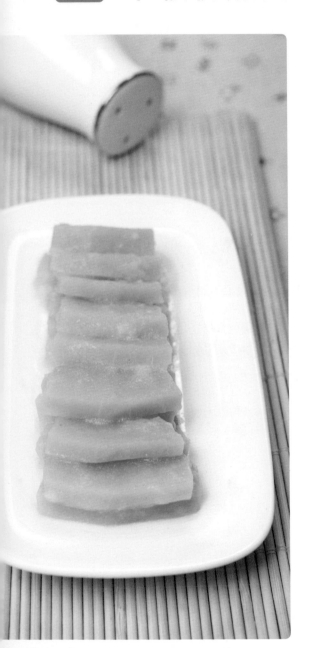

養生保健
調養菜

米穀粉蒸南瓜

保護胃黏膜

🍲 蒸鍋　⏱ 40 分鐘　👤 1~2 人份

材料　南瓜 100 克、米穀粉 25 克。

調料　蒜頭、香油、鹽 各適量。

做法

1. 南瓜去皮去籽切厚片；蒜頭壓成蒜蓉。

2. 將蒜蓉、香油和適量鹽加入南瓜片拌勻。

3. 混入米穀粉拌勻，並加適量水，拌至所有米穀粉都濕潤但沒有多餘水分的程度。

4. 拌好的南瓜片入蒸鍋，水開後蒸 40 分鐘，至南瓜片軟爛，米穀粉熟透即可。

營養提示

南瓜含果膠，可保護胃腸道黏膜，免受粗糙食物刺激，促進潰瘍部位癒合，適宜胃病患者。

四季調理
滋補菜

老奶洋芋

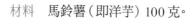
益氣健脾，預防腸道疾病

| 蒸鍋 | ⏱ 40 分鐘 | 👤 1~2 人份 |

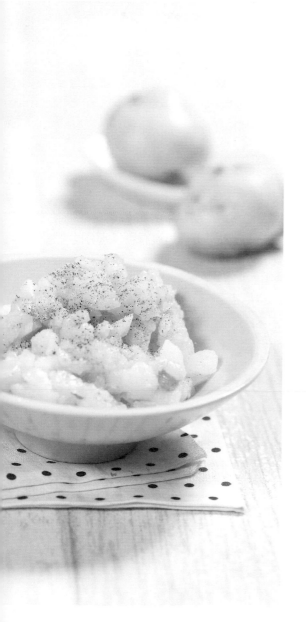

材料　馬鈴薯（即洋芋）100 克。

調料　蔥末、鹽、蒜末 各 5 克。黑胡椒粉
　　　4 克、花椒粉 3 克、植物油 適量。

做法

1. 馬鈴薯洗淨，去皮切大塊，放入蒸鍋
   中，水開後大火蒸 30 ～ 40 分鐘，取
   出搗爛成泥，加入黑胡椒粉、花椒粉
   和鹽拌勻。

2. 炒鍋置火上，加入適量植物油，燒至
   六成熱，放入蒜末爆香，放入拌好的
   馬鈴薯泥，翻炒至香味溢出，撒上蔥
   末即可。

───── 營 養 提 示 ─────

馬鈴薯含有大量膳食纖維，能幫助
身體及時排泄毒素，預防腸道疾病
的發生。

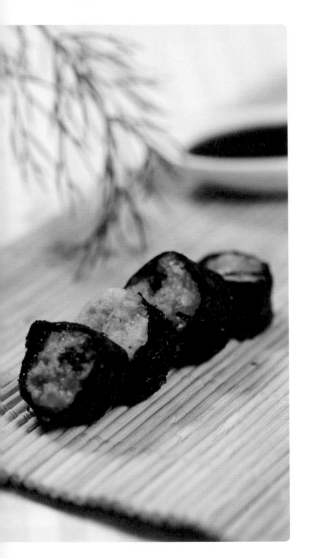

養生保健
調養菜

山藥壽司

健脾胃、促消化

蒸鍋　　45 分鐘　　1~2 人份

材料　山藥 100 克、胡蘿蔔 50 克、壽司海苔 1 片。

調料　壽司醬油 適量。

做法

1. 山藥洗淨，去皮，放入開水蒸鍋內，蒸 30 分鐘，搗成泥狀。

2. 胡蘿蔔洗淨、切碎末，加入山藥泥中拌勻。

3. 將海苔平鋪在壽司簾上，然後取適量山藥泥鋪在海苔上，從壽司簾一端慢慢捲起來，儘量捲緊。海苔邊緣的山藥泥易散，可在海苔邊側灑幾滴水黏合。

4. 用刀將山藥卷斜切成大小一致的小段，裝入蒸盤，放入開水蒸鍋中蒸 15 分鐘左右，取出沾壽司醬油食用即可。

HEALTH

滋陰潤肺

肺主氣，包括呼吸之氣和全身之氣，空氣經過肺部供給全身，進行體內外清濁氣的交換，因而肺是最容易受到外來侵害的臟器。要維持健康身體、預防呼吸道疾病，必須重視肺部養護。食療是保養肺部的重要方法之一。

膳食指南

潤肺多食白色、酸味食物

　　白色食物可潤肺，如梨、藕等，還可多吃一些酸味食品，如柑橘、山楂等，能防燥潤肺和保養肺陰，預防呼吸道感染。同時還要注意補充維生素，體內缺乏維生素 C、維生素 B1、維生素 A 和維生素 B2 會導致口乾舌燥、皮膚乾裂，所以進食富含維生素的蔬菜水果，對於養肺潤肺十分有益。

避免刺激，注意補充水分

　　潤肺養肺要少吃過油、過甜、過辣、過鹹的東西，以免助火升燥；還要少吃辛辣食品，如蔥、薑、蒜、辣椒等，這些食物性燥熱，刺激性強，有發散作用，不適合養肺。及時補足水分，可以保持肺與呼吸道的正常濕潤度。

如意白菜卷

養生保健
調養菜

潤肺養胃

🍲 蒸鍋　　⏱ 20分鐘　　🧍 1~2人份

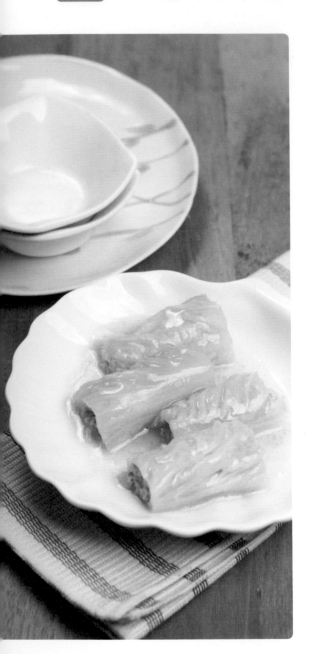

材料　大白菜葉 300 克、豬肉 75 克、雞
　　　蛋 1 個。

調料　香油、鹽、花椒粉、太白粉水、蔥
　　　薑末 各適量。

做法

1. 豬肉洗淨，剁成餡，加鹽、花椒粉、
   蔥薑末、太白粉水、香油攪勻；大白
   菜葉洗淨，燙軟，撈出瀝乾；雞蛋打
   入碗內，加少許太白粉水調成糊。

2. 大白菜葉鋪在砧板上，抹一層雞蛋
   糊，抹一層肉餡，捲成卷，上蒸籠蒸
   20 分鐘，取出切長段排盤，淋上香油
   即可。

營養提示

大白菜含有胡蘿蔔素和多種維生
素，加入雞蛋和瘦肉可補充豐富的
蛋白質，達到潤肺養胃的功效。

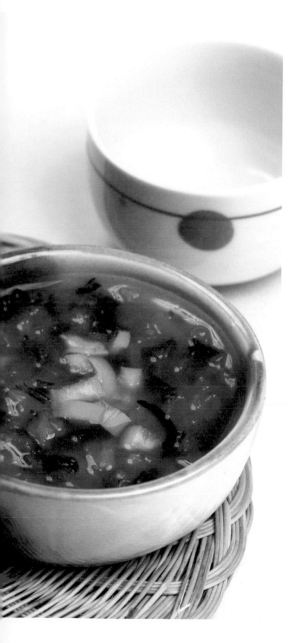

雙耳羹

四季調理
滋補菜

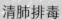

清肺排毒

🍲 蒸鍋　⏱ 15 分鐘　👤 1~2 人份

材料　乾銀耳、乾黑木耳 各 10 克。

調料　蔥末、鹽 各適量。

做法

1. 乾銀耳、乾黑木耳分別用清水泡發，挑洗乾淨，切碎。

2. 蒸鍋置火上，將銀耳碎、蔥末和黑木耳碎放入大碗中，倒入適量清水，放入蒸鍋，大火蒸 15 分鐘，加鹽調味即可。

─── 營 養 提 示 ───

銀耳可滋陰潤肺，改善肺熱咳嗽、肺燥乾咳等；黑木耳具有較好的潤肺和清滌腸胃的作用。兩者搭配蒸食，具有較好的清肺排毒功效。

清香蒸藕丸子

養生保健調養菜

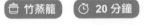
健脾開胃

🍱 竹蒸籠　　⏱ 20 分鐘　　👤 2~3 人份

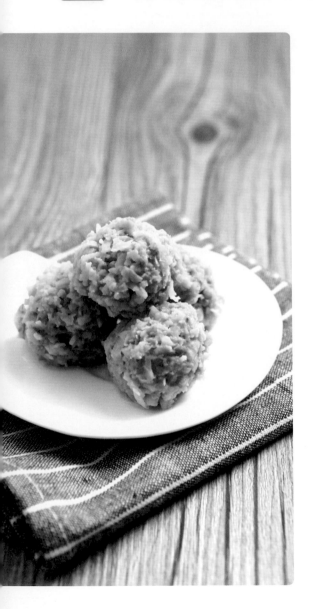

材料　蓮藕 2 節、豬肉餡 70 克。

調料　蔥白 20 克，薑 15 克，鹽 5 克。

做法

1. 蓮藕洗淨，去皮，用刨絲器擦成藕泥，用紗布包住擠出七成藕汁；蔥白、薑切末。

2. 藕汁放在鍋中，用中小火煮，冒泡時不停地攪拌，以防糊底，煮開後再攪動 2 ～ 3 分鐘關火，降溫。

3. 將藕汁加入藕泥中（藕泥和藕汁的比例為 2：1），再加入鹽、蔥白末、薑末、豬肉餡，順時針攪拌均勻後搓成乒乓球大小的丸子。

4. 藕丸放在墊了油紙的蒸籠上，藕丸間留出一點空隙，蒸鍋水開後上蒸籠，中大火蒸 20 分鐘即可。

HEALTH

補腎益精

腎是生命活動的原動力，具有推動人體生長發育、促進人體生殖機能、防禦外邪入侵的作用。腎的保養，對於男人和女人來說都至關重要，而補腎在日常飲食中即可進行。

膳食指南

少鹽清淡最適宜

飲食宜清淡，避免大魚大肉，以免肉類中的蛋白質在代謝後產生酸，加重腎臟負擔。同時，減少鹽的攝入量，經常高鹽飲食容易引發高血壓，而高血壓病是慢性腎衰竭的主要原因之一。適量多喝水，促排尿，有助於體內毒素排除。同時，要注意飲食節制，因為攝入的食物最終都會產生廢物——尿酸及尿素氮等，這些廢物人多經過腎臟排出，飲食無度無疑會增加腎臟的負擔。

吃黑色食物養腎

中醫認為「黑色入腎」，因此以食「黑」為補。例如，黑米滋陰補腎、健脾養肝；黑豆補肝腎、強筋骨；黑芝麻滋肝養腎、明目黑髮；黑棗平胃健脾、補腎填髓；黑木耳滋陰潤肺、養胃補腎等，皆是佳品。

養生保健 調養菜 板栗蒸土雞

補腎益精

🍲 蒸鍋　　⏱ 30 分鐘　　👤 1~2 人份

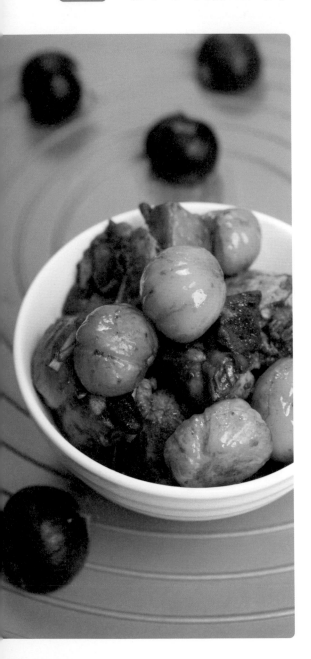

材料　純土雞塊 150 克、板栗 50 克。

調料　植物油、辣椒醬、蔥、薑、米酒、鹽、醬油、胡椒粉 各適量。

做法

1. 雞塊洗淨；蔥、薑拍碎，放入米酒拌勻，醃 3 分鐘後將蔥薑倒出。

2. 雞塊用蔥薑汁醃 3 小時將汁瀝出，放入植物油、鹽、胡椒粉、醬油、辣椒醬、板栗拌勻，放入蒸鍋，水開後大火蒸約 30 分鐘至熟即可。

營 養 提 示

板栗是腎之果，含有豐富的不飽和脂肪酸和維生素、礦物質；土雞肉有溫中、益氣、補精、填髓的作用。兩者搭配蒸食可補腎益精、養護脾胃。

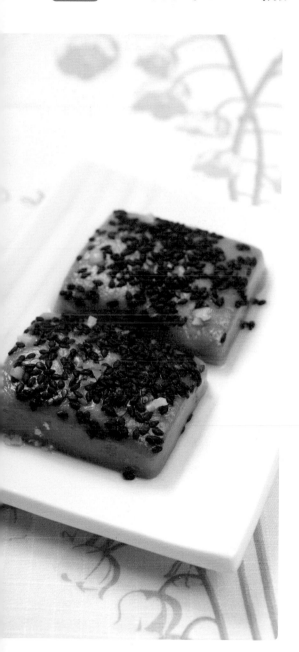

芝麻花生糕

四季調理
滋補菜

滋補肝腎

🍲 蒸鍋　　⏱ 20 分鐘　　🙎 2~3 人份

材料　白芝麻 10 克、黑芝麻 60 克、花
　　　生仁 100 克、桑葚 30 克、米穀粉
　　　300 克、糯米粉 700 克。

調料　白糖 適量。

做法

1. 桑葚洗淨，與白芝麻一起放入鍋內，
　加適量水，煮 20 分鐘後取汁。將汁
　倒入盛有米穀粉、糯米粉、白糖的大
　碗中。

2. 花生仁磨碎，也放入碗中，將粉揉
　成麵團，做成糕型，在糕上撒黑芝
　麻，上蒸籠蒸 20 分鐘即可。

營 養 提 示

中醫認為，黑芝麻有滋補肝腎、養
血明目等功效，最適宜於腎虛、腰
酸腿軟的人食補。

養生保健調養菜 黑芝麻山藥羹

養腎健脾，助消化

🍲 蒸鍋　⏱ 40 分鐘　👤 1~2 人份

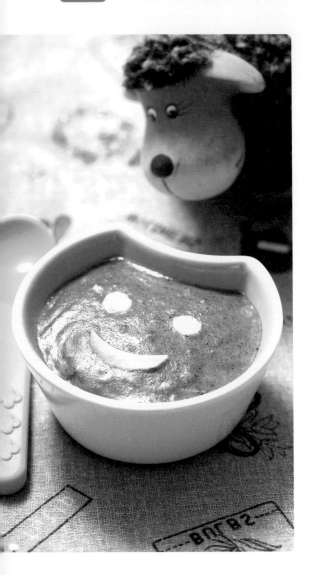

材料　白米、山藥各 100 克。黑芝麻 10 克。

調料　冰糖 10 克。

做法

1. 白米洗淨後浸泡 30 分鐘；山藥清洗乾淨，刮掉外皮，切成小塊。

2. 將白米、山藥和黑芝麻一起放入碗中，加入適量水和冰糖，放入蒸鍋中，水開後大火蒸 40 分鐘即可。

───── 營 養 提 示 ─────

黑芝麻有很強的養腎填精的功效，山藥也有很強的補腎健脾的功效，這道羹能養腎健脾，有助於消化。

HEALTH

益氣養血

人的生理活動，每個環節都離不開充足的氣血，氣血不足則必然導致身體虛弱，給疾病可乘之機，因此平時要注重益氣養血。可多食用益氣補虛、滋陰養血功效的食物來調養身體，預防疾病。

膳食指南

適量食用富含鐵的食物

　　補鐵對養血尤為重要，如動物肝臟、豬血、瘦肉等都是很好的補鐵補血的食物。同時還要注意攝入充足的葉酸，葉酸是製造紅細胞必需的營養素。多吃富含維生素 C 的食物，可促進身體對鐵元素的吸收，如穀類、深色蔬菜、柑橘類水果等。

控制食用耗氣食物和脂肪

　　不要經常大量食用耗氣的食物，如生蘿蔔、空心菜、山楂、胡椒等。宜食用富含優質蛋白質的食物，如魚類、牛奶及其製品、蛋類、禽類、豆類食物和瘦肉等，但要控制脂肪的攝入量，每日以 50 克左右為宜，如果攝入過多，會抑制造血功能。

養生保健調養菜 西洋參板栗蒸烏雞

補血益氣

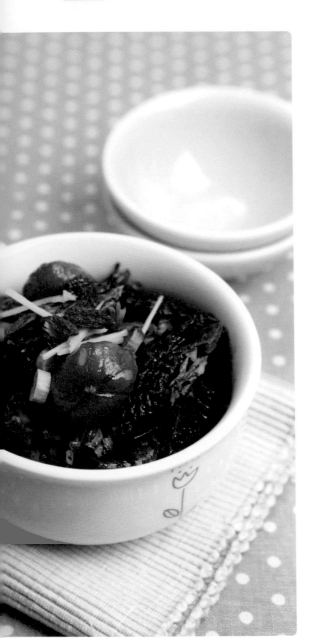

🍲 蒸鍋　　⏱ 30 分鐘　　👤 3~4 人份

材料　烏骨雞 500 克、西洋參 50 克、板栗 100 克。

調料　蠔油、醬油、花生油、枸杞、薑絲各適量。

做法

1. 將烏骨雞用涼水沖泡洗淨，剁塊備用。

2. 板栗洗淨，在表面切一小口，放入沸水鍋煮熟，取出放涼，去皮。

3. 把烏骨雞塊放入碗中，加蠔油、醬油、花生油醃 5 分鐘。

4. 把醃好的烏骨雞塊和板栗放入蒸鍋，再加西洋參、枸杞、薑絲，蒸 30 分鐘取出裝盤即可。

營養提示

烏骨雞可以補血益氣，板栗可以健脾益腎，此菜尤其適合氣虛的人食用。

四季調理 滋補菜 粉蒸排骨

補血益氣

🍲 蒸鍋　　⏱ 90 分鐘　　👤 3~4 人份

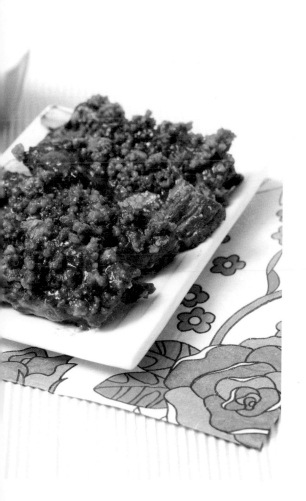

材料　排骨 500 克、糯米 60 克。

調料　豆瓣醬 30 克、高湯 20 克、米酒 15
　　　克、鹽 6 克。醬油、紅糖、腐乳汁、
　　　薑末 各 5 克。植物油 適量。

做法

1. 在四成熱植物油中放入豆瓣醬炒香；糯
米稍微炒過，然後壓碎成糯米粉。

2. 排骨洗淨，切塊，放入湯碗中，加鹽、
炒香的豆瓣醬、醬油、米酒、紅糖、薑
末、腐乳汁拌勻，再加入高湯、糯米
粉，拌勻後醃 20 分鐘。

3. 把醃好的排骨塊裝入蒸碗，入籠用大
火沸水蒸 90 分鐘，出籠翻扣於盤中
即可。

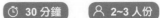

養生保健
調養菜 # 紅棗蒸板栗

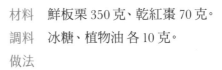

健脾胃、益氣血

🍲 蒸鍋　⏱ 30 分鐘　👤 2~3 人份

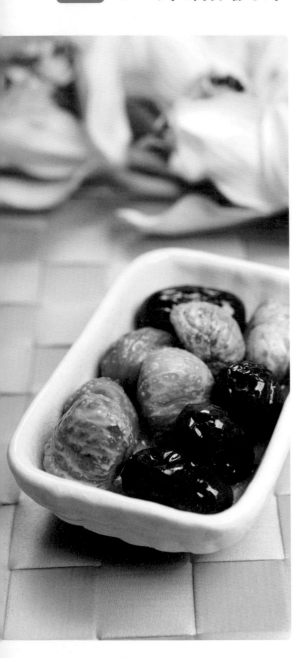

材料　鮮板栗 350 克、乾紅棗 70 克。

調料　冰糖、植物油各 10 克。

做法

1. 乾紅棗洗淨，用熱水泡透；鮮板栗用刀依次切口，放在開水中煮透，撈出，放在涼水中浸透，剝淨表皮；冰糖碾碎。

2. 鍋中放入植物油，燒熱，放入板栗、紅棗，稍炸，撈出，放在碗中，撒冰糖碎，上籠蒸 30 分鐘即可。

──── 營 養 提 示 ────

板栗中所含的豐富的不飽和脂肪酸和維生素、礦物質，能預防高血壓、冠狀動脈心臟病、動脈硬化、骨質疏鬆等疾病；紅棗富含維生素 C 和蘆丁，可以益氣養血，兩者一起食用可養胃健脾、補腎強筋、益氣補血。

┤ HEALTH ├

排毒
養顏

身體中的自由基、宿便、堆積的脂肪等都算是內在的毒素，影響身體正常的新陳代謝。因為這些毒素，容顏會出現這樣那樣的問題，如長痘、長斑、肌膚暗淡無光澤等。要想潤膚養顏，首選飲食排毒，調整身體各腑臟功能，促進新陳代謝。

膳食指南

增加富含維生素 E、維生素 C 的食物

多吃含維生素 E 的食物，如榛果、核桃、開心果、芝麻等，可改善皺紋，抗老化，防曬傷；多吃含維生素 C 的食物，如番茄、柳丁、檸檬、山楂、奇異果等，可美白。平時要多補充水分，可加速新陳代謝，促進毒素及時通過尿液排出體外。

適量多吃富含膳食纖維的食物，防毒素堆積

適量多吃富含膳食纖維的新鮮蔬菜和水果，促進排便，減少毒素堆積。另外要少吃油炸、燒烤食物，避免油脂過多，皮膚粗糙。

養生保健調養菜 荸薺冰糖藕羹

滋陰排毒

🍲 蒸鍋　⏱ 30 分鐘　👤 1~2 人份

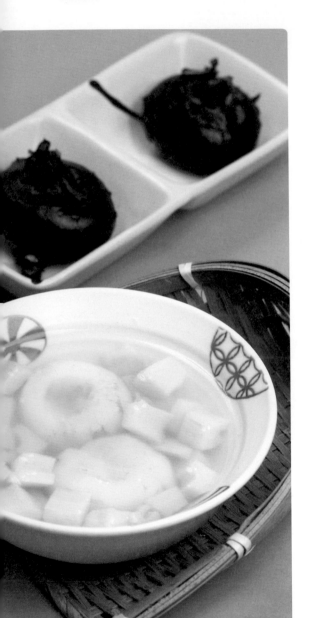

材料　荸薺 200 克、蓮藕 150 克。

調料　冰糖 適量。

做法

1. 荸薺洗淨去皮；蓮藕洗淨，切小塊。

2. 將荸薺和藕塊放入蒸鍋中，加適量清水，大火蒸 20 分鐘，再加入冰糖蒸 10 分鐘，出鍋即可。

──── 營 養 提 示 ────

荸薺和蓮藕都有滋陰排毒的功效，蒸食可以中和其中的寒性，更利於消化吸收。

玉米窩頭

四季調理
滋補菜

助排便，促排毒

蒸鍋 ｜ 25 分鐘 ｜ 2~3 人份

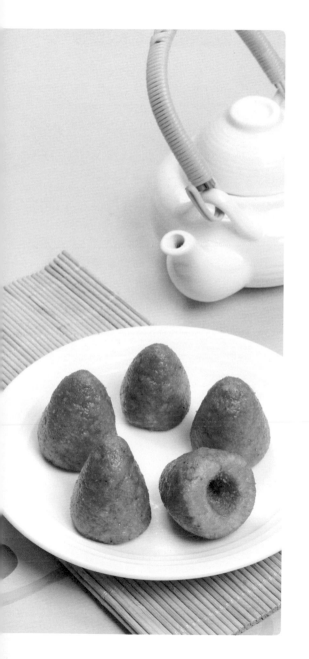

材料　玉米粉 400 克、黃豆粉 100 克。

調料　白糖 30 克。

做法

1. 將玉米粉、黃豆粉、白糖一起放入盆
   中，加適量清水調勻，搓成 2 公分粗的
   細條，分割成小團。

2. 將小團搓成圓球形狀，在圓球中間鑽
   一個小洞，邊鑽邊轉，直到上端成尖且
   內外光滑，即成窩頭生麵團。

3. 將窩頭生麵團放入蒸鍋中，大火蒸 25
   分鐘即可。

營 養 提 示

玉米粉和黃豆粉搭配的窩頭中含有
較多的維生素 B1、維生素 E 和大豆
蛋白質，不僅能促進排便，清除毒
素，還有美容養顏的功效。

養生保健
調養菜

萵筍聚會

促進消化，防癌抗癌

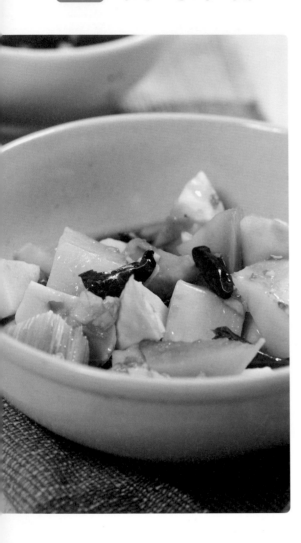

🍲 蒸鍋　⏱ 20 分鐘　👤 1~2 人份

材料　萵筍 200 克、竹筍 150 克。芋頭、
　　　馬鈴薯 各 50 克。

調料　乾紅辣椒段 3 克。花椒粉、蒜末、
　　　鹽、醬油、植物油 各適量。

做法

1. 所有材料洗淨，去皮，切塊，裝盤入
　 蒸鍋，水開後大火蒸 20 分鐘。

2. 炒鍋內放油燒熱，放入乾紅辣椒段、
　 花椒粉、蒜末炒香，最後放入鹽、醬
　 油、少量清水，攪拌均勻做成醬汁。

3. 蒸鍋內菜品蒸熟後取出，淋上做好的
　 醬汁即可。

━━ 營 養 提 示 ━━

萵筍、竹筍富含鉀；芋頭富含黏液
皂素及多種微量元素。搭配同食，
可促進消化、排毒養顏、強身健體、
防癌抗癌。

HEALTH

防癌
抗癌

癌症是人類健康的大敵,也是致人死亡的第一殺手,但我們不必談癌色變,健康的生活方式和飲食習慣可有效防癌。近年來,國內外醫學專家對食物中所含的防癌物質進行了許多研究,為防癌提供了有益的科學依據。

膳食指南

飲食要均衡,食材要新鮮

新鮮、均衡且有變化的飲食,可確保人體所需的每一種營養素都得到充分補充。同時,減少含高脂肪食物的攝取,並常吃新鮮的蔬菜和水果。蔬果中含有天然的抗氧化因子,是對抗自由基、減少癌細胞產生的能手。

膳食纖維、維生素 C 不可少

經常補充富含膳食纖維的食物,可以有效促進胃腸蠕動,增強新陳代謝,加速有害物質的排出;經常補充維生素 C 可以阻斷癌細胞生成擴散;避免進食醃製、煙燻和燒烤食物,這些食物本身就含有致癌物質。

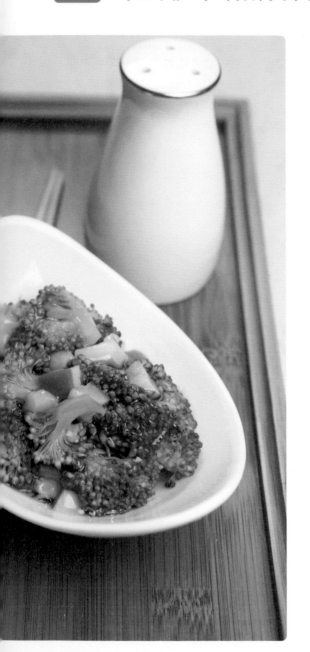

養生保健 調養菜 花椰菜蒸蘑菇

增強人體自癒能力

🍲 蒸鍋　⏱ 10 分鐘　👤 1~2 人份

材料　花椰菜 500 克、蘑菇 100 克。

調料　鹽、雞精粉、蠔油、水、太白粉、
　　　清水 各適量。

做法

1. 花椰菜撕小朵；蘑菇切丁，裝盤，放入蒸鍋，蓋入鍋蓋，蒸 10 分鐘左右。

2. 取一小鍋，將水、鹽、雞精粉、蠔油混合煮沸，然後將 10 克清水和 10 克太白粉調成太白粉水，倒入鍋中，快速攪拌，至湯汁濃稠時關火。

3. 最後將蒸好的花椰菜取出，將芡汁淋於表面即可。

━━ 營 養 提 示 ━━

蘑菇含多醣體，能強化 NK 細胞（自然殺傷細胞），改善免疫系統，對抗病毒或癌細胞，增強人體自癒能力。

奶香玉米

四季調理
滋補菜

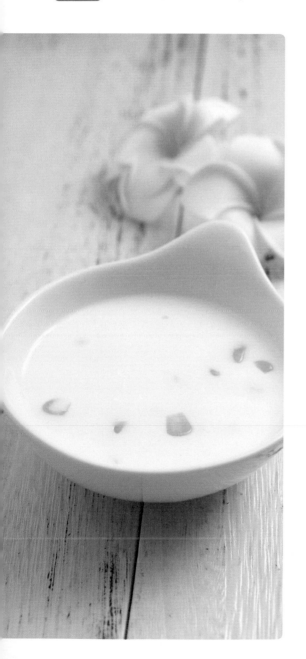

增強身體抗病能力

🍲 蒸鍋　⏱ 25 分鐘　👤 1~2 人份

材料　玉米粒 200 克、乳酪 20 克、牛奶
　　　100 毫升。

調料　鹽 2 克。

做法

1. 玉米粒洗淨，放入小碗中，加入乳酪、
牛奶攪拌均勻。

2. 將小碗放入蒸鍋中蒸 25 分鐘即可
食用。

━━ 營 養 提 示 ━━

乳酪能增進人體抵抗疾病的能力，
玉米富含維生素 E、菸鹼酸等，兩
者搭配食用，能促進代謝、增強機
體抗病能力。

養生保健 調養菜

黃瓜糙米飯

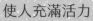 使人充滿活力

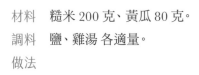 蒸鍋　　10 分鐘　　1~2 人份

材料　糙米 200 克、黃瓜 80 克。

調料　鹽、雞湯 各適量。

做法

1. 糙米洗淨，浸泡 4 小時；黃瓜洗淨，切成小丁。

2. 把糙米放入電蒸鍋，加適量清水蒸成糙米飯，用筷子攪鬆。

3. 糙米飯放入碗中，放入黃瓜丁、鹽、少許雞湯蒸 10 分鐘即可。

營養提示

糙米中含維生素 B 群和維生素 E，能增強人體免疫功能，促進血液循環，還能幫助人們消除沮喪煩躁的情緒，使人充滿活力。

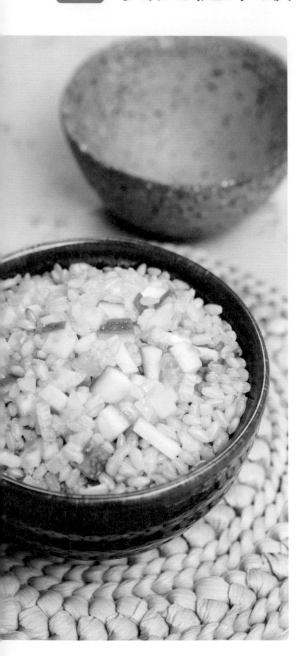

HEALTH

延緩衰老

自然界中的食物多而雜，營養與功效各有不同，其中有些食物具有很強的抗氧化能力，常吃會延緩衰老，使人活得更年輕、更長久。經常攝入具有延緩衰老功能的食物，對人體的健康和活力產生很重要的作用。

膳食指南

補充抗氧化營養素防衰老

富含維生素 A、胡蘿蔔素、維生素 C、維生素 E 和番茄紅素等營養素的食物具有很強的抗氧化功能，可以延緩人體細胞的衰老速度。飲食中可以多攝入胡蘿蔔、菠菜、檸檬、柑橘等新鮮蔬果。

適當補充富含核酸、不飽和脂肪酸的食物

人衰老的原因之一是核酸不足，可適當補充含核酸豐富的食物，如豆類、海產品、雞肉、牛肉、動物肝臟等。適當補充大豆、花生、核桃、松子等富含不飽和脂肪酸和必需脂肪酸的食物。每週吃一兩次鱈魚、鮭魚等富含 ω-3 多不飽和脂肪酸的深海魚類。

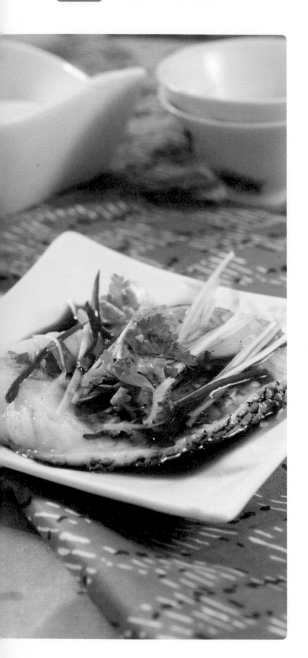

養生保健調養菜 蒸鱈魚

抗衰，明目

🍲 蒸鍋　　⏱ 8 分鐘　　👤 2~3 人份

材料　鱈魚 300 克。紅椒絲、香菜段各 5 克。

調料　蔥絲、薑絲、醬油、植物油、白糖、米酒、太白粉 各適量。

做法

1. 鱈魚自然解凍，抹乾表面水分；將蔥絲、薑絲、醬油、植物油、白糖調配成蒸魚醬汁。

2. 米酒加少量太白粉，均勻塗在魚肉表面；薑絲、蔥絲鋪在魚身上，入鍋大火蒸 8 分鐘，淋上醬汁燜 3～5 分鐘，撒紅椒絲、香菜段即可。

營養提示

鱈魚含豐富蛋白質、維生素 A、維生素 D、鈣、鎂、硒等營養元素，給人體補充豐富的營養，尤其富含的魚肝油可以阻止細菌繁殖，養肝明目。

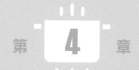

第　章

防病治病 | 功能菜

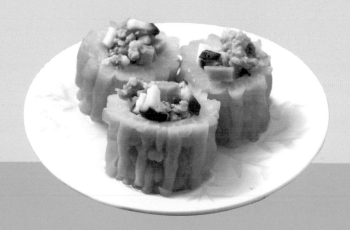

美味蒸菜也能發揮「藥效」

┤ TREATMENT ├

高血壓

高血壓是一種「生活方式病」，與生活方式關係非常密切，改變不良生活習慣，控制體重，減輕精神壓力，戒煙限酒，低鹽低脂飲食，多吃蔬菜和水果，增加鉀、鈣、膳食纖維等的攝入，有利於預防和控制高血壓。

📖 膳食原則

遠離高血壓首先要控制食鹽量

高鹽飲食是高血壓的一大主因，還與糖尿病、骨質疏鬆、胃腸疾病等息息相關。《中國居民膳食指南（2016）》建議健康成人每日攝入食鹽不超過 6 克。而對於高血壓患者，每日攝入量最好不超過 5 克。這 5 克，除了包括烹調用的鹽以外，還應包括那些高鈉食物中所含的「隱形鹽」。

> 1 克鈉 = 2.5 克鹽
> 1 克鹽 = 0.4 克鈉

每天 4700 毫克鉀幫助排鈉

當鈉元素過多的時候，鉀元素就會出來把鈉擠走，通過尿液將其排出體外，血壓得以維持在正常水準。普通人每天攝入 3500 毫克的鉀就夠了，但是高血壓患者需要攝入 4700 毫克才能實現降低血壓的目標。

高鉀低鈉食材推薦

菠菜、萵苣、黃瓜、筍、番茄、豌豆苗、馬鈴薯、山藥，各種豆類、全穀物。

粉蒸芹菜葉

防病治病
功能菜

降低毛細血管通透性

🍲 蒸鍋　　⏱ 5 分鐘　　👤 1~2 人份

材料　芹菜葉 200 克、麵粉 10 克。

調料　醬油（生抽）、鹽、白糖、醋、辣
　　　椒油、香油 各適量。

做法

1. 將醬油（生抽）、鹽、白糖、醋、辣椒
油、香油倒入碗中攪勻，再加少許涼
開水拌勻即可。

2. 芹菜葉洗淨，拌適量油，放碗中，
撒些麵粉拌勻，使葉子均勻地沾一
層薄薄的麵粉，入鍋蒸 5 分鐘，淋
汁即可。

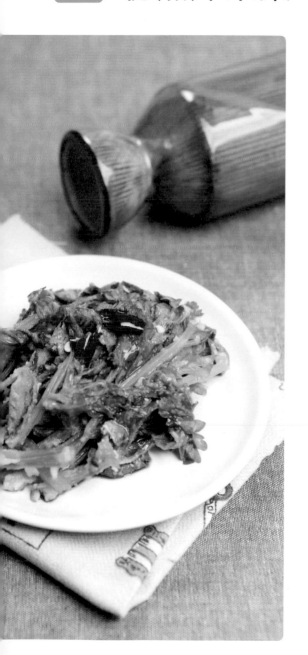

――― 營 養 提 示 ―――

從食物中攝入的鉀、鈣和鎂越多，
血壓越不易升高，芹菜葉的維生素
E 和鎂、錳、銅、磷四種礦物質含
量均居首位，常吃芹菜葉有比較明
顯的降壓效果。

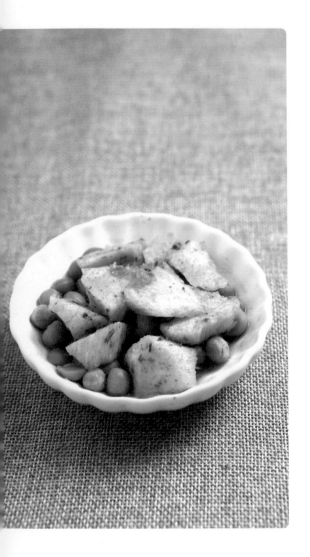

防病治病
功能菜

農家蒸茭白筍

輔助降壓

蒸鍋　　　15 分鐘　　　1~2 人份

材料　茭白筍 3 根、毛豆粒 50 克。

調料　辣椒醬、鹽、糖、醬油(生抽)、
　　　蔥花、植物油 各適量。

做法

1. 茭白筍剝皮後洗淨，切滾刀塊；辣椒
   醬、鹽、糖、醬油(生抽)加水調勻，
   放入茭白塊拌勻。

2. 將毛豆粒鋪碗底，排上茭白筍塊，
   淋上植物油放入蒸鍋，水開後大火
   蒸 15 分鐘，取出撒上蔥花即可。

營 養 提 示

茭白筍富含鉀，進入人體後可對抗
鈉所引起的血管損傷和升壓，起到
輔助降壓的作用。

蛋皮菠菜包

防病治病
功能菜

增強血管彈性，促進血液循環

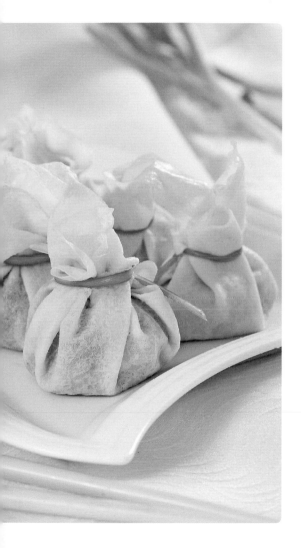

🍲 蒸鍋　　⏱ 3 分鐘　　👤 1~2 人份

材料　菠菜 300 克、雞蛋 2 個。

調料　香菜 5 克、香油 3 克、鹽 1 克。

做法

1. 菠菜挑洗乾淨，放入沸水中汆燙 30
   秒，撈出，瀝乾後切碎，用鹽、香油
   調味；香菜挑洗乾淨，用熱水燙軟。

2. 雞蛋洗淨，打入碗內，打散，用不
   沾鍋煎成蛋皮，將每個蛋皮分成四
   等份的小蛋皮，在每張小蛋皮上放
   上拌好的菠菜末，用蛋皮將菠菜末
   包住，再用香菜梗捆綁好，放入蒸
   鍋，水開後蒸 3 分鐘即可。

營 養 提 示

菠菜含有豐富的葉酸，它能促進紅
血球的生成，增強血管彈性，促進
血液循環，有效降低血壓。

防病治病
功能菜

豌豆苗蒸蒟蒻

增強血管彈性，抑制血壓上升

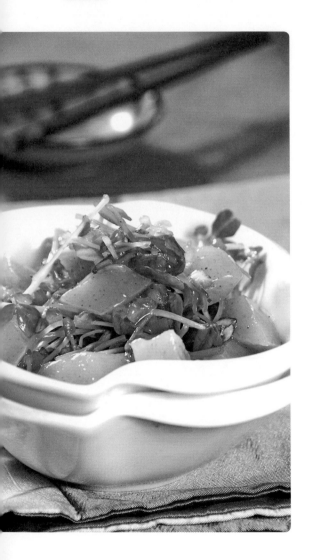

🍲 蒸鍋　　⏱ 5 分鐘　　👤 1~2 人份

材料　豌豆苗 100 克、蒟蒻 150 克。

調料　蔥花、薑末、鹽、食醋、花椒油 各
　　　適量。

做法

1. 蒟蒻洗淨，切小塊；豌豆苗挑洗乾淨
後，入沸水鍋中汆燙 1 分鐘左右，撈
出過冷水。

2. 將蒟蒻塊和豌豆苗一起放入盤中，
加適量蔥花、薑末、鹽、食醋、花
椒油，一起攪拌均勻，入蒸鍋水開
後蒸 5 分鐘即可。

營 養 提 示

豌豆苗中含有豐富的蘆丁，可增強
血管彈性，使血液的流動更加順暢，
同時還能抑制血壓上升。

洋蔥香菇蒸雙蛋

> 減少外圍血管阻力

🍳 蒸鍋　　⏱ 15 分鐘　　👤 1~2 人份

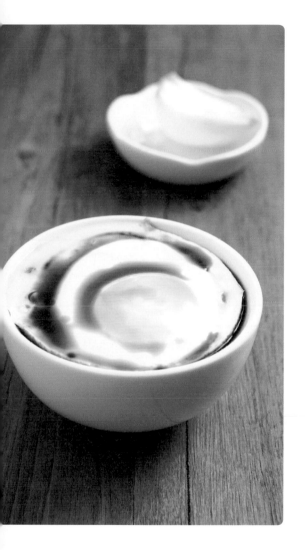

材料　雞蛋 2 個、洋蔥 半個、香菇 2 朵。

調料　鹽 適量。糖、醬油 各少許。

做法

1. 洋蔥洗淨，切絲；香菇洗淨，切片；取一個雞蛋打入碗中，加適量溫水打散，加鹽、糖攪勻。

2. 準備一個人碗，洋蔥絲鋪底，再鋪上香菇片，緩緩倒入蛋液，最上面打一個全蛋。

3. 蒸鍋加水，水開後入鍋中大火蒸 15 分鐘，出鍋後淋上醬油即可。

─── 營 養 提 示 ───

洋蔥中含有前列腺素 A，是較強的血管擴張劑，能減少外圍血管阻力，稀釋血液，降低血壓，預防血栓。

防病治病功能菜　番茄蒸牛肉

含較多的鋅，利於穩定血壓

蒸鍋　　20 分鐘　　1~2 人份

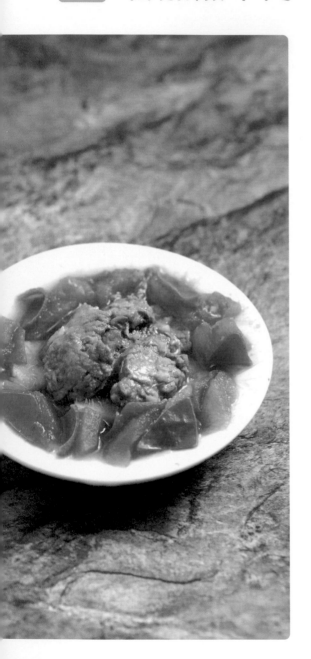

材料　牛瘦肉 75 克、中等番茄 2 個。

調料　米酒、太白粉、香油、濃醬油（老抽）、鹽、胡椒粉、蔥段、薑片 各適量。

做法

1. 牛瘦肉洗淨，切 0.8 公分厚片，倒入太白粉、米酒、濃醬油（老抽）、鹽、香油、胡椒粉，醃 15 分鐘；番茄洗淨，切大塊。

2. 用蔥段、薑片墊底，上面放上醃好的牛肉片，周圍排上番茄塊。。

3. 水開後，放入蒸鍋中，中火蒸 20 分鐘即可。

――― 營 養 提 示 ―――

牛瘦肉富含鋅元素，研究顯示，飲食中增加鋅的含量，能防止鎘增高而誘發的高血壓。

防病治病
功能菜

清蒸鮭魚

含 ω-3 脂肪酸，有效降壓

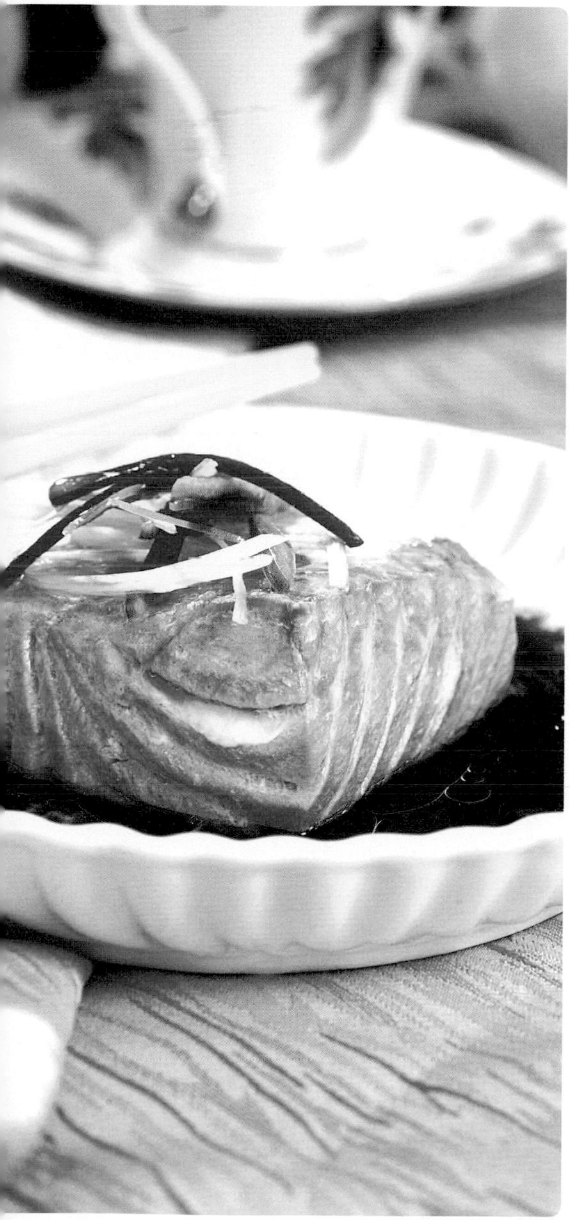

🍲 蒸鍋   ⏱ 5 分鐘   👤 1~2 人份

材料　鮭魚肉 150 克。

調料　蔥絲、薑絲、鹽、香油 各適量

做法

1. 鮭魚肉洗淨，切段，撒少許鹽抓勻，醃 30 分鐘。

2. 取盤，放入鮭魚肉，再放上蔥絲、薑絲、香油，送入蒸鍋大火蒸 5 分鐘即可。

— 營養提示 —

鮭魚中含有的 ω-3 脂肪酸，可以提升體內氧化亞氮水準，能更好地舒張血管平滑肌，使血液流通順暢，從而降低血壓。

牡蠣蒸飯

防病治病
功能菜

控制鎘導致的血壓上升

蒸鍋 　30 分鐘　 1~2 人份

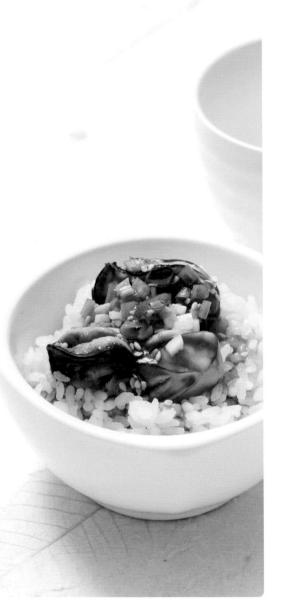

材料　牡蠣肉、白米 各 75 克。

調料　醬油、蔥、蒜蓉、香油、芝麻、胡椒粉、植物油 各適量。

做法

1. 將牡蠣肉用鹽水沖洗乾淨，瀝乾；白米淘洗乾淨，加入牡蠣，一起放入碗中，蒸鍋水開後入鍋大火蒸 30 分鐘。

2. 另起鍋，倒植物油燒熱，放入調料炒勻，吃的時候將調醬汁淋在牡蠣飯上，拌勻即可。

營養提示

牡蠣肉中含有豐富的鋅元素，能夠改變身體的鋅、鎘比值，有利於穩定高血壓患者的病情。

蘆筍高麗菜蒸培根

防病治病
功能菜

擴張末梢血管

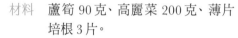
蒸鍋　　15 分鐘　　1~2 人份

材料　蘆筍 90 克、高麗菜 200 克、薄片培根 3 片。

調料　清湯、鹽、胡椒粉 各適量。

做法

1. 蘆筍洗淨，切 5 公分長的斜段；高麗菜洗淨，切塊；培根切幾段。

2. 把高麗菜、培根、蘆筍依次排盤，清湯中調入鹽和胡椒粉，加到剛好淹過食材的量。

3. 蒸鍋水開後，入鍋中火蒸 15 分鐘即可。

營養提小

蘆筍中的天門冬醯胺可擴張末梢血管，降低血壓。

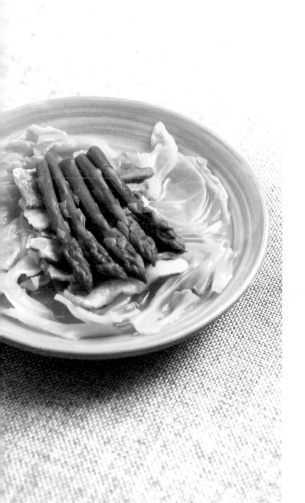

┤ TREATMENT ├

糖尿病

高熱量、高脂肪等不健康的飲食結構，環境因素、遺傳因素都是導致糖尿病的重要因素。科學的飲食是糖尿病治療的基礎，任何年齡的糖尿病患者，不論何種類型，通過科學地調配飲食結構可以使病情得到改善。

膳食指南

多選用低 GI 和 GL 的食物

GI 是指血糖生成指數，低 GI（即 GI 值範圍為 0 ～ 55）食物包括豆類（如黃豆、綠豆、扁豆、四季豆）、乳類、堅果等。

升糖指數僅表明某種碳水化合物轉為血糖的速度，但未考慮攝入量對血糖的影響。而升糖負荷（GL）則為更全面的概念，它同時兼顧了食物的升糖指數、攝入量對血糖的影響。大致說來，GI 超過 50 或 GL 超過 20 就不妥，兩者的數值越低越好。

食物升糖負荷（GL）＝（GI × 碳水化合物的克數）／ 100

比如，西瓜的 GI 為 72，每 100 克西瓜中含有的碳水化合物為 5.5 克。那麼，當吃下 100 克西瓜時，食物升糖負荷 GL=72×5.5/100=3.96。

也就是說，西瓜的 GI 值很高，但如果吃的量少，GL 值也會很低，對血糖的影響並不大。

血糖（單位：毫摩爾／升）是診斷糖尿病的唯一標準
尿糖只是輔助檢測手段

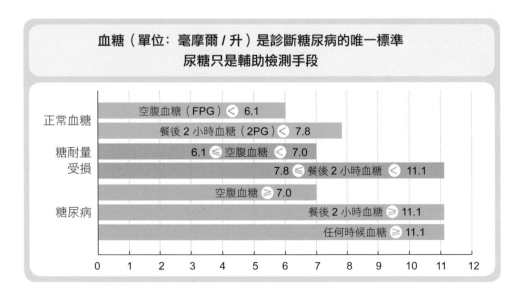

餐餐要有主食，避免併發症

糖尿病患者如果不吃主食或主食進食過少，缺乏葡萄糖來源，人體需要熱量時，就會動員脂肪和蛋白質，使之轉化為葡萄糖，以補充血糖的不足。其中，脂肪在轉化為葡萄糖的過程中會分解生成脂肪酸，當生成的脂肪酸過多時，就會伴有酮體生成，它們必須經過腎臟的代謝排出，這會使糖尿病患者出現酮尿，長此以往，糖尿病患者會消瘦、體質下降、抵抗力減弱，很容易出現各種併發症。因此糖尿病患者不能不吃主食。

每日主食按比例分配成一日三餐更安全

糖尿病患者的主食按照全天 150 ～ 350 克分配是安全的。將每日主食按照一定比例分配成一日三餐，如按早餐占 1/5、午餐、晚餐各占 2/5 的比例來分配。加餐的糖尿病患者可從三餐分出少許主食作為加餐用，特別是上午 9 點半到 10 點和晚上臨睡前的加餐十分重要。不過，加副餐後，一日三正餐的主食量應相對減少，以免全天總熱量超標。

張曄營養師 溫馨提醒

血糖是糖尿病的重要診斷依據。血糖即血液中的葡萄糖，診斷糖尿病的依據主要是血糖（靜脈血漿葡萄糖）標準。

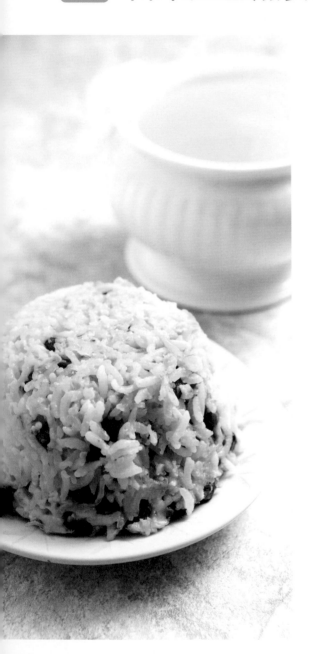

防病治病
功能菜 # 白米紅豆燕麥飯

防止血糖驟然升降

🥘 蒸鍋　⏲ 30 分鐘　👤 1~2 人份

材料　白米 100 克、紅豆 25 克、燕麥片 30 克。

做法

1. 紅豆洗淨，浸泡一晚；白米、燕麥片分別洗淨。

2. 把白米、紅豆和燕麥一起放入碗中，倒入淹過白米 1 個指腹的清水，入蒸鍋，水開後大火蒸 30 分鐘。

營 養 提 示

燕麥中的水溶性膳食纖維不僅能提高胰島素受體的敏感性，而且能促進胃排空，使餐後血糖保持穩定。

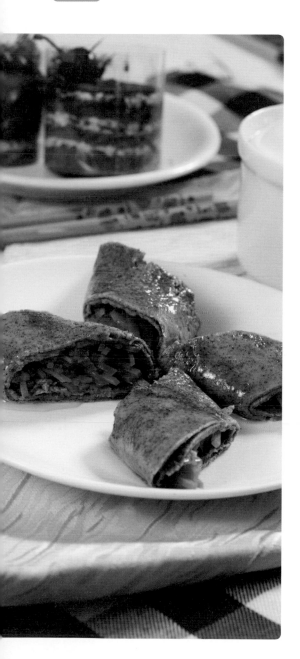

蕎麥菜卷

富含降血糖的鉻和釩

🍲 蒸鍋　　⏱ 5 分鐘　　👤 1~2 人份

材料　蕎麥麵粉 100 克、雞蛋 1 個、馬鈴薯絲 50 克。青、紅甜椒絲 各 25 克。

調料　鹽、黃豆醬、香油、植物油 各適量。

做法

1. 雞蛋打入碗內，打散；蕎麥麵粉加水、雞蛋液和鹽拌勻，做成麵糊，在平底鍋中放入植物油，將麵糊烙成薄餅；黃豆醬加香油調勻；馬鈴薯絲用沸水燙軟。

2. 蕎麥餅抹一層黃豆醬，捲上馬鈴薯絲和青、紅甜椒絲，切段，排盤，入蒸鍋水開後蒸 5 分鐘即可。

--- 營 養 提 示 ---

蕎麥中含有鉻，鉻能增強胰島素活性，加速糖代謝。

防病治病
功能菜

粉絲蒜茸蒸黃瓜

抑制糖類轉變成脂肪

🍲 蒸鍋　　⏱ 5分鐘　　👤 1~2人份

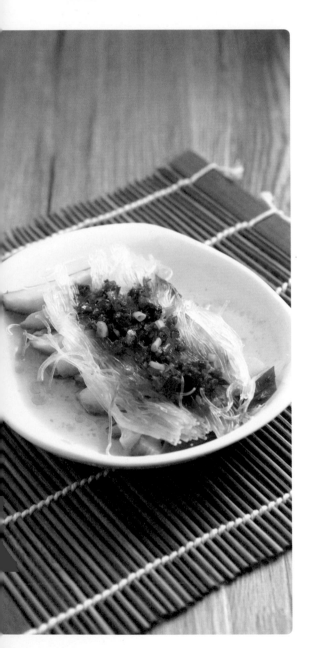

材料　黃瓜 300 克、粉絲 200 克。

調料　薑、青蔥、紅辣椒、鹽、蒜、雞精粉、米酒、醬油（生抽）、香油、植物油 各適量。

做法

1. 黃瓜洗淨，去皮切斜段；紅辣椒洗淨，切碎；粉絲泡發；青蔥切末。

2. 薑、蒜切末，用溫油略炸香，加鹽、雞精粉、米酒、醬油（生抽）、紅辣椒碎拌勻，調成蒜汁。

3. 黃瓜段排盤，放上粉絲，淋上蒜汁，入蒸鍋水開後蒸 5 分鐘，取出淋香油，撒蔥花即可。

─── 營養提示 ───

黃瓜中所含的丙醇二酸能有效抑制糖類轉變成脂肪。

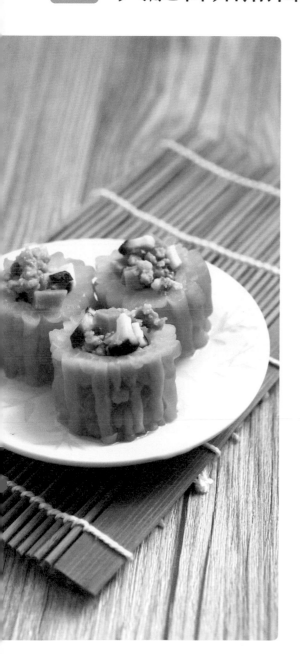

防病治病
功能菜

火腿香菇蒸苦瓜

輔助降血糖

🍲 蒸鍋　　⏱ 8 分鐘　　👤 1~2 人份

材料　苦瓜 1 根。火腿、肉末（瘦）各 50
　　　克。香菇 3 朵。

調料　鹽、米酒 各少許。

做法

1. 苦瓜洗淨，切段，去瓤，抹鹽醃 10 分
　 鐘後洗淨；香菇洗淨，切丁；火腿切
　 丁，與肉末、香菇丁一起放入碗中加
　 少量米酒攪拌。

2. 將調好的餡料塞入苦瓜內，排盤，
　 入蒸鍋水開後蒸 8 分鐘即可。

─── 營 養 提 示 ───

苦瓜中含有一種「多肽 -P」的胰島
素樣物質，能夠有效調節血糖。

肉末蒸茄子

防病治病功能菜

防止糖尿病併發心血管病變

🍲 蒸鍋　⏱ 10 分鐘　👤 1~2 人份

材料　長茄子 250 克、豬肉 80 克、洋蔥 20 克。

調料　米酒 10 克、鹽 2 克、植物油 6 克。

做法

1. 豬肉剁成肉末，加入切細的洋蔥碎、米酒、鹽、植物油拌勻，醃 15 分鐘。

2. 長茄子洗淨，放入蒸鍋蒸軟，撕成細條狀，鋪在蒸碗裡，鋪滿一層後，鋪一層肉餡，再鋪一層茄子，重複做完，最上面一層鋪上肉餡。

3. 蒸鍋水開後，放入蒸碗，蒸 10 分鐘即可。

── 營 養 提 示 ──

茄子中的膳食纖維可以減少小腸對糖類和脂肪的吸收，有助於減少胰島素的用量，並控制餐後血糖上升的速度。

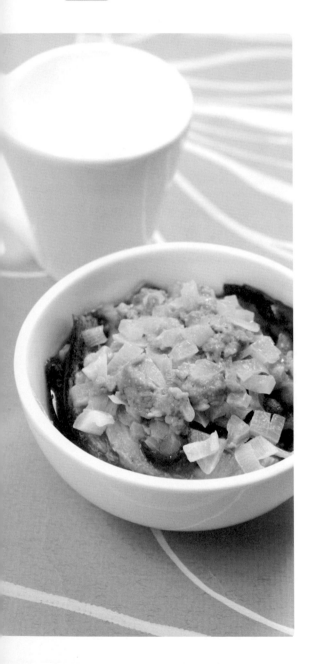

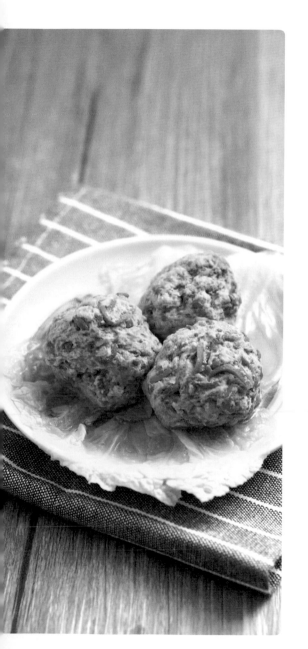

胡蘿蔔牛肉丸

富含降血糖的鋅

蒸鍋　　20 分鐘　　1~2 人份

材料　牛里脊肉 40 克、胡蘿蔔 1 根、大
　　　白菜葉 適量。

調料　蔥、薑、太白粉、十三香、鹽、米
　　　酒、植物油、香油 各適量。

做法

1. 牛肉反覆洗淨去血水，剁成肉末；胡
蘿蔔洗淨，去皮，切細絲，用沸水汆
燙軟；蔥、薑切末；人白菜葉洗淨。

2. 將牛肉末、胡蘿蔔絲、蔥薑末、十三
香、鹽、米酒、植物油放一起拌勻，
放入太白粉順時針攪拌 5 分鐘，靜置
15 分鐘後搓成乒乓球大小的肉丸。

3. 蒸籠內鋪上大白菜葉，排上肉丸，淋
上香油，水開後中火蒸 20 分鐘即可。

─── 營 養 提 示 ───

牛肉中所含的鋅會提高胰島素原轉
為胰島素的能力，提高肌肉和脂肪
細胞對葡萄糖的利用率，降低血糖
濃度。

防病治病功能菜 香菇蝦蒸鵪鶉蛋

補充營養，滋補調治

🍲 蒸鍋　　⏱ 15 分鐘　　👤 1~2 人份

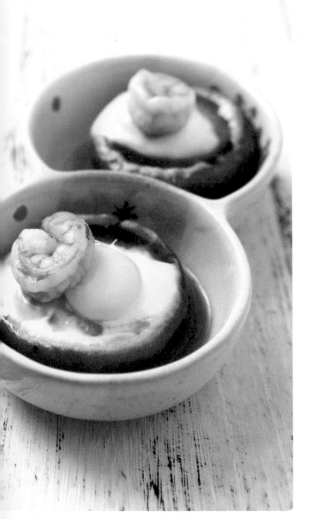

材料　蝦、香菇、鵪鶉蛋 各7個。

調料　蒸魚醬油、香油 各適量。

做法

1. 香菇洗淨，去蒂；蝦剝皮、去泥腸，取蝦仁；蒸魚醬油加香油調成醬汁。

2. 香菇大頭朝下排盤，依次打入鵪鶉蛋，水開後放入蒸鍋蒸 10 分鐘，然後依次放上蝦仁繼續蒸 5 分鐘，取出淋上醬汁即可。

─── 營養提示 ───

蝦中含有豐富的蛋白質及礦物質，鵪鶉是禽蛋中的珍品，有「動物人參」之美譽，含有豐富的腦磷脂、卵磷脂等，搭配食用對於高血壓、糖尿病患者都有滋補調治作用。

TREATMENT

血脂異常

高脂血症是一種慢性疾病，就是通常人們所說的高血脂，是引發心腦血管疾病的危險因素。但也不必聽見高血脂就害怕，它是一類比較常見的疾病，還被稱為「大眾疾病」，可預防可控制。

膳食指南

控制膽固醇的攝入

膽固醇是人體不可缺少的物質，但是對於高血脂患者來說，體內脂肪代謝能量受到影響，必須注意控制膳食中膽固醇的攝入。

膽固醇主要存在於動物性食物之中，肥肉、魚子、動物內臟的膽固醇含量最高，高血脂患者應該儘量少吃或不吃。另外，不同動物種類的肉以及同一種動物的不同部位，膽固醇的含量高低不同。

> **不同動物種類的肉膽固醇含量不同**
> 同為 100 克，豬瘦肉、羊瘦肉、牛瘦肉中，豬瘦肉中的膽固醇含量最高，其次是羊瘦肉，最後是牛瘦肉。

> **豬的不同部位，膽固醇含量不同**
> 豬腦、豬腰的膽固醇含量遠遠大於豬瘦肉。

> **雞的不同部位，膽固醇含量不同**
> 雞肝中膽固醇最高，其次是雞翅，最低的是去皮雞胸肉。

膳食纖維幫助降低膽固醇和血脂

膳食纖維可以促進腸蠕動，與含有人量膽固醇的膽汁結合，促使其排出體外，從而達到促進體內脂肪和脂蛋白代謝、降低膽固醇和血脂的作用。還可控制血糖、促進體內有毒重金屬的排出、降低罹患腸癌的風險、減少消化道中細菌排出的毒素。

芹菜、胡蘿蔔、燕麥、小麥、蘋果、大麥、米糠、韭菜、豌豆、糙米、小米、海帶、海藻、綠豆、四季豆、紅豆等，都是富含膳食纖維的食物。

任何一種營養對健康的作用，都要以適量為前提。膳食纖維的攝入標準，中國營養學會推薦量是成人每天 25 克。一般，高血壓、高血脂、糖尿病患者及患有便秘和想減肥的人，可以適當增加膳食纖維的攝入量。

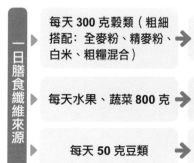

一日膳食纖維來源		
▶	每天 300 克穀類（粗細搭配：全麥粉、精麥粉、白米、粗糧混合）	提供 4 克
▶	每天水果、蔬菜 800 克	提供 20 克
▶	每天 50 克豆類	提供 1 克

防病治病
功能菜

紅棗杞子蒸滑雞

促進膽固醇排出

🍱 蒸鍋　　⏱ 10 分鐘　　👤 3~4 人份

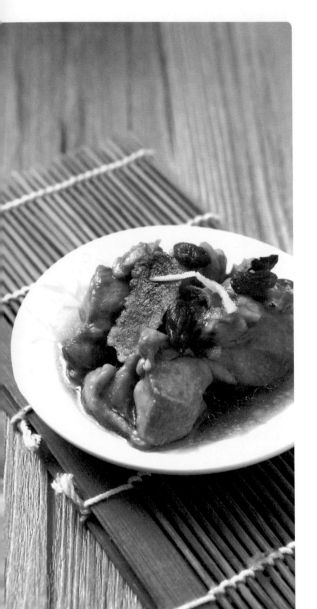

材料　雞 半隻、枸杞子 10 克、紅棗 6 顆。

調料　薑、鹽、太白粉、植物油 各適量。
　　　醬油 25 毫升。

做法

1. 雞切大塊，洗淨，加入鹽、太白粉、醬油、植物油拌勻；紅棗、枸杞子洗淨稍做浸泡；薑切絲。

2. 將薑絲、紅棗、枸杞子放入雞塊中，醃 15 分鐘，然後放入蒸鍋，水開後大火蒸 10 分鐘即可。

── 營 養 提 示 ──

雞肉中含有不飽和脂肪酸、維生素 E 和菸鹼酸，能夠降低血液中膽固醇的濃度，降低低密度脂蛋白，並防止膽固醇在血管壁上沉積。

防病治病功能菜 樸素鹽蒸雞

防治動脈硬化

🍲 蒸鍋　　⏱ 20 分鐘　　👤 3~4 人份

材料　嫩雞 1 隻（約 4 斤）。

調料　鹽、米酒、薑片 各適量。

做法

1. 嫩雞清洗乾淨，在雞皮及肚內和身上各部分均勻塗上鹽和米酒，肚內塞入薑片，醃 1 小時。

2. 蒸鍋內水開後，入鍋大火蒸 20 分鐘，關火燜 10 分鐘即可。

─┤ 營 養 提 示 ├─

雞肉中的不飽和脂肪酸、維生素 E 和菸鹼酸，能夠清除血液中的膽固醇，軟化血管，防治動脈硬化等心腦血管疾病。

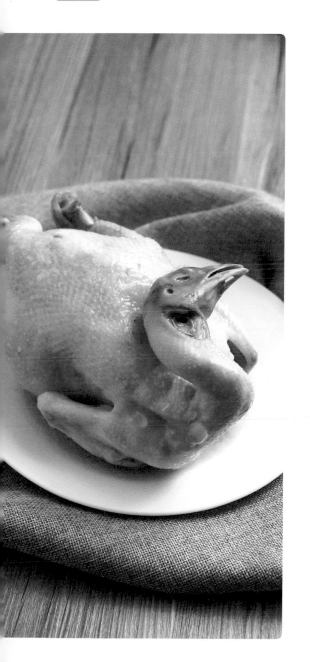

防病治病功能菜 紅棗蒸蘋果

降脂、補血

🍲 蒸鍋　⏱ 20 分鐘　🧍 1~2 人份

材料　蘋果 1 個、紅棗 10 個、枸杞子
　　　適量。

做法

1. 蘋果帶皮洗淨，切成塊；紅棗洗淨，
去核，切成細條。

2. 將蘋果塊和紅棗條均勻地鋪在碗中，
撒上少許枸杞子，蒸鍋水開後，入鍋
蒸 20 分鐘即可。

─── 營 養 提 示 ───

蘋果中富含膳食纖維，新鮮紅棗中
含有豐富的維生素 C，兩者搭配有
助於降低血清膽固醇和三酸甘油酯
指數，保護血管。

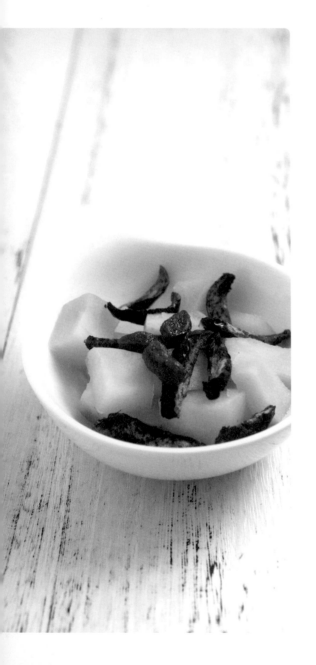

蔥油金針菇

防病治病
功能菜

減少三酸甘油酯

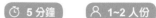

🍲 蒸鍋　　⏱ 5 分鐘　　👤 1~2 人份

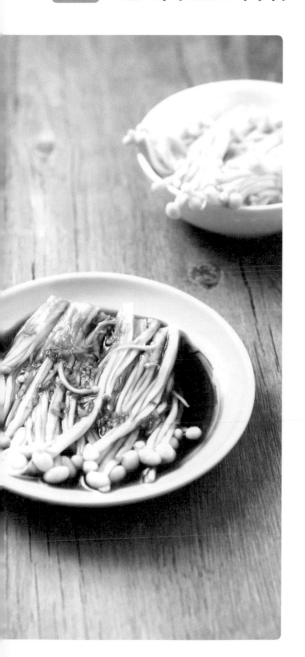

材料　金針菇 200 克、蔥 50 克。

調料　薑 5 克、醬油 (生抽) 10 克。植物
　　　油、鹽 各適量。白糖 少許。

做法

1. 金針菇切去老根，洗淨，排盤；蔥洗
　 淨，切成蔥花；薑切末，把蔥花和薑末
　 一起放入碗中加一點鹽和白糖調均勻。

2. 植物油燒熱淋在蔥花碗中，並用筷子
　 迅速攪拌均勻，即成蔥油。

3. 蒸鍋水開後，將金針菇放入蒸鍋，大
　 火蒸 5 分鐘，取出後瀝出湯汁，加醬
　 油 (生抽) 調勻淋到金針菇上，再淋
　 上蔥油。

─┤ 營 養 提 示 ├─

金針菇含有較多的鋅元素，可減少
三酸甘油酯的含量，消除沉積的膽
固醇，降低血脂。

防病治病功能菜 清蒸芥藍

減少膽固醇的累積

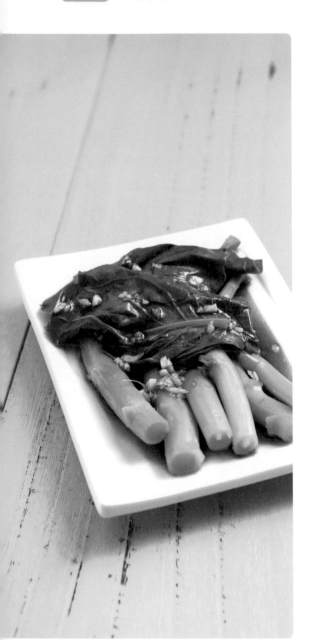

🍲 蒸鍋　　⏱ 5分鐘　　👤 1~2 人份

材料　芥藍 150克。

調料　蒜3瓣、醬油（生抽）5克。白糖、
　　　鹽各3克。植物油適量、香油少許。

做法

1. 蒜切末，植物油溫熱後爆香蒜末，加
   醬油（生抽）、白糖、鹽調成醬汁，
   備用。

2. 芥藍洗淨，莖葉分離切開，先把莖排
   盤入蒸鍋，水開後中火蒸3分鐘，再
   放上芥藍葉蒸2分鐘，取出後淋上調
   好的醬汁和香油即可。

─── 營 養 提 示 ───

芥藍含有的硫代葡萄糖苷，具有降
低血液中膽固醇含量的功效，有利
於降低血脂。

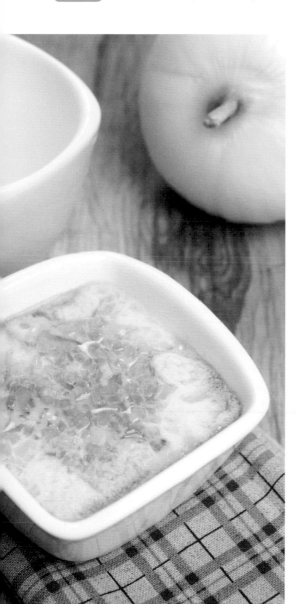

防病治病
功能菜

洋蔥蒸蛋

降低血液黏稠度

🍲 蒸鍋　　⏱ 5 分鐘　　👤 1~2 人份

材料　雞蛋 2 個、洋蔥 50 克。

調料　鹽、植物油、醬油 各適量。

做法

1. 雞蛋敲開，順著一個方向打散，加少許鹽和適量清水再攪拌幾下。

2. 洋蔥洗淨，切成碎末狀，放入蛋液中，放入蒸鍋中，水開後中火蒸 5 分鐘，淋上一點植物油與醬油即可。

營養提示

洋蔥中所含有的二烯丙基二硫化物及蒜氨酸酶，可降低血清膽固醇和三酸甘油酯含量，從而有效降血脂，有防止血管硬化的作用。

防病治病
功能菜

竹筍蒸鱈魚

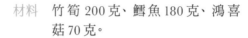 促進消化,有效降脂

🍲 蒸鍋　⏱ 20 分鐘　👤 1~2 人份

材料　竹筍 200 克、鱈魚 180 克、鴻喜菇 70 克。

調料　黃酒 30 毫升、蠔油 5 毫升、白糖 5 克。薑、蔥花、紅辣椒、鹽、香油 各適量。

做法

1. 鱈魚用黃酒、蔥花、薑末、少許鹽浸泡 20 分鐘;竹筍洗淨,剁碎,拌入白糖後入鍋蒸 10 分鐘;鴻喜菇去根清洗,入沸水汆燙一下;紅辣椒洗淨,切末。

2. 鱈魚用廚房紙擦乾,放入蒸碗中,將蒸好的竹筍碎、鴻喜菇、薑絲和蠔油一起拌勻倒在鱈魚上,放入蒸鍋,水開後中火蒸 10 分鐘,撒上紅辣椒末,淋香油。

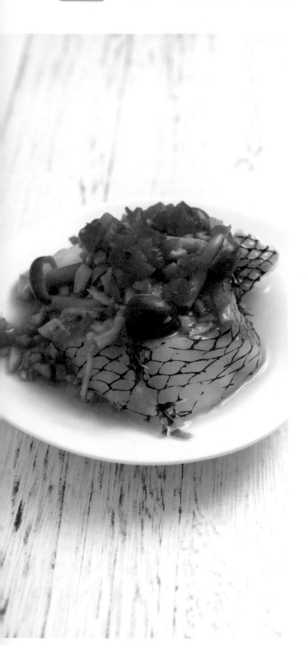

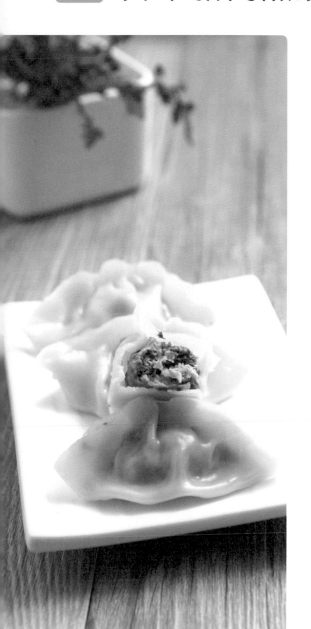

薺菜豬肉蒸餃

> 降低膽固醇和三酸甘油酯含量

🍲 蒸鍋　　⏱ 20 分鐘　　👤 2~3 人份

材料　餃子皮 500 克、薺菜末 300 克、豆
　　　腐皮末 100 克、豬肉餡（瘦）250 克。

調料　鹽 5 克。白糖、雞精粉 各少許。濃
　　　醬油（老抽）10 克。蔥末、薑末、
　　　香油、米酒 各適量。

做法

1. 將豬肉餡、蔥末、薑末、米酒、香油、
   濃醬油（老抽）、鹽、白糖、雞精粉、
   芥菜末、豆腐皮末攪拌均勻製成餡料。

2. 餃子皮包入餡料，製成餃子生麵團，
   水開後入鍋蒸 20 分鐘即可。

─── 營 養 提 示 ───

薺菜中的乙醯膽鹼、穀固醇、季胺
化合物能夠降低膽固醇和三酸甘油
酯含量，同時能夠降低血壓。

TREATMENT

痛風

痛風是高尿酸血症持續存在的結果，高尿酸血症是人體內嘌呤物質的新陳代謝發生混亂，尿酸的合成增加或排出減少而造成的。嘌呤代謝混亂是痛風發生的根源，因此要在飲食上多加注意。

膳食指南

飲食「三低一多」防痛風

飲食遵守低脂肪、低鹽、低糖，多膳食纖維，即「三低一多」原則，可有效防治痛風。

低脂肪

少食或不食含飽和脂肪酸的動物脂肪、油炸食品、甜食，食用油以植物油為主，每天攝入總量以 50 克左右為宜。

低鹽

每日攝入量應在 6 克以下。還要注意避免雞精粉、醬油、番茄醬等調味品中含的「隱性食鹽」。

低糖

痛風患者每日適宜攝入的糖類為每一公斤體重 4 ～ 5 克，應遠離餅乾、曲奇、巧克力之類的甜食、甜飲料。

多膳食纖維

每天適宜攝入 25 ～ 35 克膳食纖維。膳食纖維的來源主要是各類粗糧、新鮮蔬菜和水果。

親近低嘌呤，適量中嘌呤，偶爾高嘌呤

一般來說，正常的飲食每日攝入的嘌呤量為 800 毫克左右。為預防高尿酸血症，低嘌呤飲食要求控制食物中的嘌呤攝入量，每日不超過 400 毫克。當處於痛風急性發作期時，要求更嚴格，每日允許攝入的嘌呤量應在 150 毫克以下。每 100 克食物中，嘌呤含量小於 25 毫克為低嘌呤食物，25 ～ 150 毫克的為中嘌呤食物，大於 150 毫克的為高嘌呤食物。

低嘌呤食物

大麥、小麥、小米、白米、玉米粉、核桃、杏仁、哈密瓜、檸檬、柳丁、橘子、桃、西瓜、鴨梨、葡萄、鳳梨、石榴等。

中嘌呤食物

雞肉、鴨肉、豬瘦肉、牛肉、羊肉、草魚、鯉魚、鱔魚、油菜、花椰菜、韭菜、豆腐、豆漿、扁豆、黑豆、綠豆、豌豆、金針菇、海帶等。

高嘌呤食物

家畜的腦、心、腎、肝等內臟；肉末、濃肉汁等；青魚、鯷魚、帶魚、魚子、黃豆、香菇、啤酒等。

📋 **張曄營養師 溫馨提醒**

　　為了促進尿酸的排出，痛風患者每天的飲水量必須達到 2000 毫升；在痛風急性發作期要求每天飲水 3000 毫升以上，以保證每日的排尿量。對於痛風患者而言，最安全和健康的飲料就是白開水，可以使用有刻度的杯子飲水，這樣就能知道自己喝了多少水。

防病治病
功能菜

蒸玉米棒

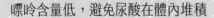

嘌呤含量低，避免尿酸在體內堆積

🍲 蒸鍋　　⏱ 20 分鐘　　👤 1~2 人份

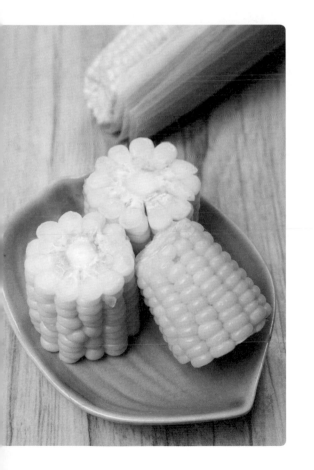

材料　玉米棒 2 根。

做法

1. 把玉米棒上的鬚摘掉，清洗下表面，切段。

2. 將玉米棒排在蒸鍋裡，水開後大火蒸 20 分鐘即可。

──── 營 養 提 示 ────

玉米可促進尿酸排出，避免尿酸在體內堆積，防治痛風。而且，玉米嘌呤含量低，適合經常適量進食不用擔心嘌呤攝入過量。

糯米飯團

防病治病
功能菜

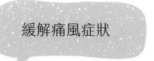
緩解痛風症狀

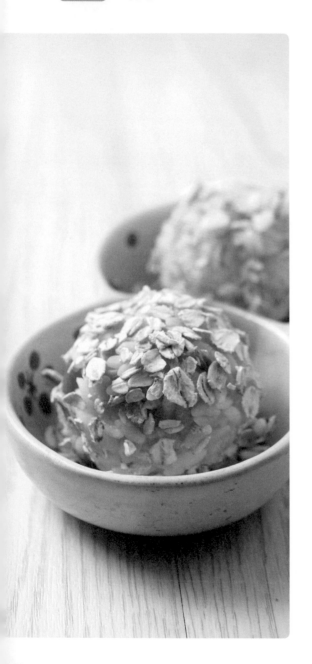

🍱 蒸鍋　　⏱ 20 分鐘　　👤 2~3 人份

材料　糯米 200 克、玉米粒 10 克、熟燕
　　　麥片 100 克、南瓜 300 克

調料　鹽 3 克、植物油 適量。

做法

1. 糯米淘洗乾淨後用清水浸泡 3 小時；
   玉米粒洗淨；南瓜去皮、瓤，切丁。

2. 將糯米、玉米粒、南瓜丁一起放入大
   碗中，加入淹過食材約小拇指 2 個指
   節的水，水開後放入蒸鍋蒸 20 分鐘。

3. 取出，放涼後揉成飯團，沾一層熟燕
   麥片即可。

營養提示

糯米嘌呤含量低，可緩解痛風症
狀，適合痛風患者經常食用，可強
身健體。

冬瓜鴨卷

防病治病
功能菜

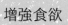

增強食欲

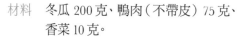

蒸鍋　　　⏱ 10 分鐘　　　👤 1~2 人份

材料　冬瓜 200 克、鴨肉（不帶皮）75 克、香菜 10 克。

調料　米酒 20 毫升。鹽、太白粉 各 2 克。

做法

1. 豬肉洗淨切絲，用米酒醃 15 分鐘；冬瓜去皮、瓤，切成薄片，用鹽醃 10 分鐘；香菜洗淨，去葉留梗。

2. 醃好的冬瓜片濾去水，平鋪在盤上，將適量鴨肉和適量香菜梗放在冬瓜片上捲成卷，用太白粉沾邊包住。

3. 水開後放入蒸鍋，大火蒸 10 分鐘，然後用少許鹽和太白粉勾芡淋在冬瓜卷上即可。

───── 營 養 提 示 ─────

冬瓜含葉酸，鴨肉含維生素 B12，兩者都是造血所需的營養素，可幫助痛風患者預防貧血，增強食欲。

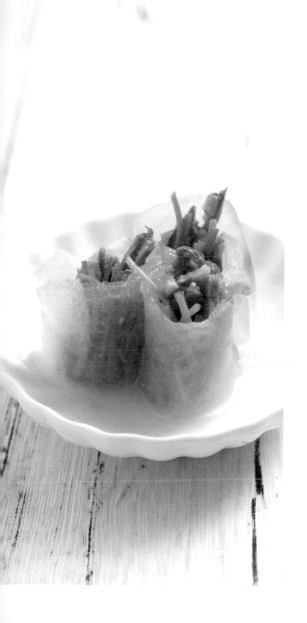

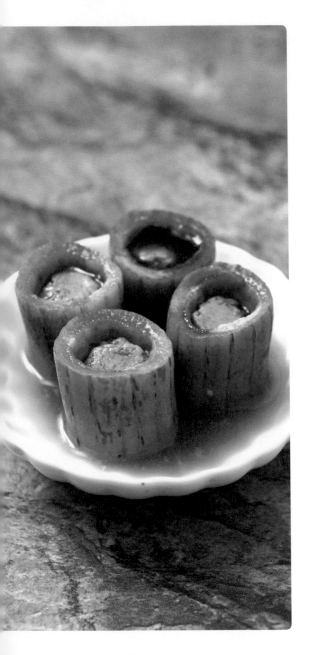

防病治病
功能菜

絲瓜釀蛋

有利於急性痛風發作後恢復體能

🍲 蒸鍋　　⏱ 8分鐘　　👤 1~2人份

材料　絲瓜 1 條、雞蛋 2 個。

調料　鹽、蒸魚醬油、太白粉 各適量。

做法

1. 絲瓜洗淨，去頭尾，中間部分均勻切厚段，挖去瓤；雞蛋打散加少許鹽攪拌均勻。

2. 將絲瓜段一頭沾上太白粉，一一排盤，把蛋液灌入中間，不要灌太滿，淋上蒸魚醬油，入蒸鍋水開後中火蒸 8 分鐘即可。

━━ 營 養 提 示 ━━

絲瓜中富含葉酸，與含有蛋白質的雞蛋搭配食用，有助於蛋白質合成，有利於痛風患者急性發作後恢復體能。

蔥絲蒸海參

低嘌呤海產品，補腎利尿

🍲 蒸鍋　　⏱ 15 分鐘　　🧍 2~3 人份

材料　水發海參 400 克、蔥白段 50 克。

調料　醬油（生抽）、香油 各適量。

做法

1. 蔥白段洗淨，切絲鋪盤底；海參洗淨，切成四瓣排在蔥白絲上，淋上醬油（生抽）。

2. 蒸鍋水開後，入鍋蒸 15 分鐘，取出淋上香油即可。

──── 營 養 提 示 ────

海參有低嘌呤以及能夠調節水平衡的特點，是痛風患者理想的海產品選擇，還具有補腎益精、通便利尿的作用。

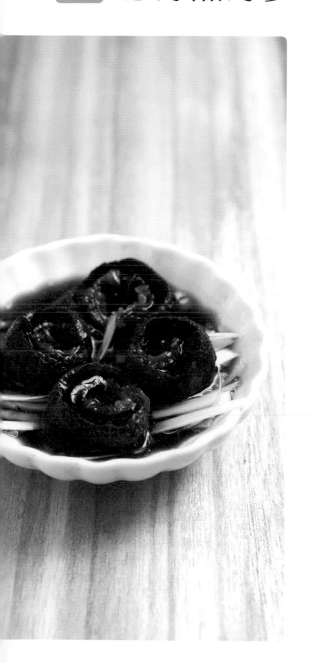

防病治病功能菜 清蒸冬瓜球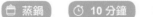

預防關節疼痛

🍲 蒸鍋　⏱ 10 分鐘　👤 1~2 人份

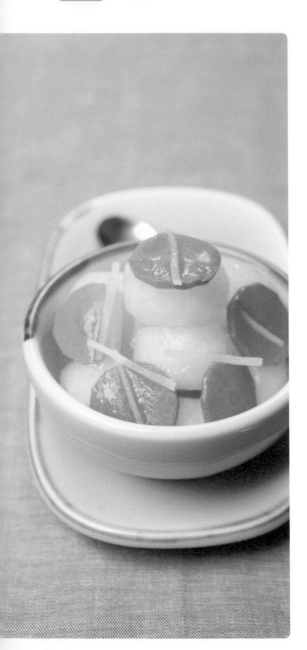

材料　冬瓜 500 克、胡蘿蔔 200 克。

調料　鹽、香油、高湯、薑、太白粉水各適量。

做法

1. 冬瓜去籽，靠近瓜瓤處用刀削除，再用挖球器挖出球狀；胡蘿蔔洗淨，切成薄圓片；薑切絲；將鹽、高湯、太白粉水製成調味料拌勻備用。

2. 將冬瓜球、薑絲、胡蘿蔔片一起放入碗中，加入調味料拌勻，再放入蒸鍋，水開後蒸 10 分鐘。將湯汁倒出，加太白粉水勾芡，再淋入數滴香油即可。

───── 營養提示 ─────

冬瓜所含的維生素 C 有助於降低血液中的尿酸值，預防關節疼痛。

蒜蓉蒸南瓜

防病治病
功能菜

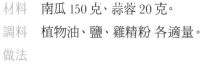

既避免肥胖，又利尿

🍲 蒸鍋　⏱ 15 分鐘　👤 1~2 人份

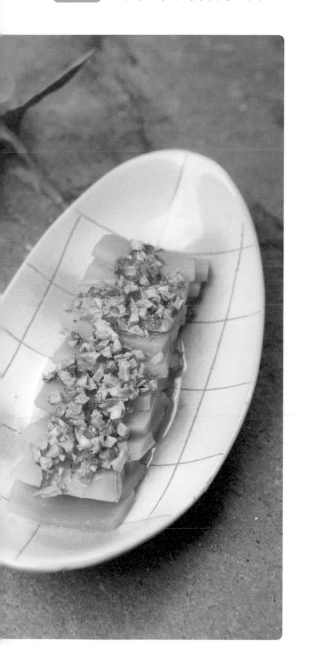

材料　南瓜 150 克、蒜蓉 20 克。

調料　植物油、鹽、雞精粉 各適量。

做法

1. 南瓜去皮、瓤，洗淨，切片，放在盤上。

2. 鍋內加入適量植物油，燒熱後加入蒜蓉，小火攪動蒜蓉至淡黃色，連油一起倒入碗中。往碗中加入適量鹽和雞粉攪勻。

3. 將調好味的蒜蓉抹在南瓜片上，放入蒸鍋，水開後蒸 15 分鐘即可。

─── 營 養 提 示 ───

南瓜嘌呤含量極低，可以減少尿酸在體內的生成量，且熱量低、水分含量相對較高，同時高鉀低鈉，既能避免肥胖，又能利尿，適合痛風患者食用。

防病治病功能菜 木耳冰糖羹

防凝血，緩解痛風症狀

🍲 蒸鍋　⏱ 55 分鐘　👤 1~2 人份

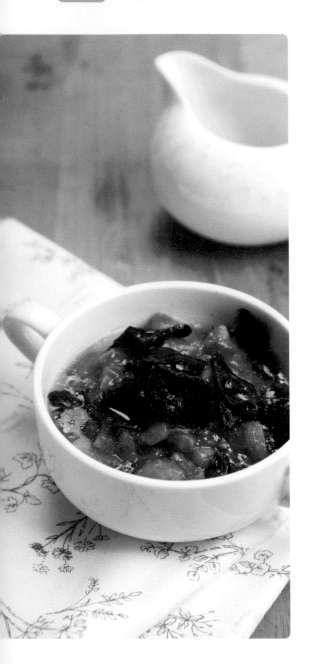

材料　乾黑木耳 15 克、番茄 80 克。

調料　冰糖、太白粉水 各適量。

做法

1. 黑木耳洗淨，浸泡 2 小時，摘去老蒂及雜質，撕成小朵，加適量清水，放入蒸籠蒸 30 分鐘，取出。

2. 番茄洗淨，去皮，切碎。

3. 將蒸好的黑木耳放進碗裡，再加冰糖、番茄拌勻。放入蒸鍋，蒸 15 分鐘出鍋，淋入太白粉水，再蒸 10 分鐘即可。

營養提示

黑木耳含有豐富的碳水化合物、膳食纖維及鉀等，能促進尿酸排出，緩解痛風症狀。而且番茄含有豐富的鉀及鹼性物質等，有利尿作用，對痛風患者有很好的輔助治療作用。

動脈粥樣硬化

TREATMENT

所謂動脈粥樣硬化，就是一種凸向血管腔的硬化斑塊，外觀上像人們平時熬煮的米粥一樣，造成血管狹窄甚至閉塞，如同自來水管或水壺嘴被長年逐漸堆積的水垢堵塞一樣。可以説，血管狹窄一分，人就離死亡近一步。

膳食指南

鹽要以科學攝入量控制

「鹽」是調節血管硬度的閥門。吃鹽過多，血液中的滲透壓就會變高，血容量增大，就會增加心臟負擔，高鹽飲食導致高血壓和血壓不易控制。日常飲食應限制食鹽的攝入量，科學地攝取食鹽，每日應控制在 5 克以下。含鹽多的食物主要有醃漬食品，如鹹肉、鹹魚、鹹菜、醬菜等，雞精粉以及加入發酵粉或小蘇打製成的麵食、糕點等要少吃。

為了預防心血管疾病而少吃鹽，但並不是越少越好或甚至不吃。人體攝入的鹽需要保持在科學的範圍。正常血中的鈉含量不低於每升 135 毫摩爾，如果低於這一水準，還在限制鹽的攝入，同樣會不利於健康，低血鈉時會感到乏力，精神差。

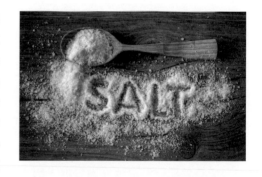

多選富含保護心血管營養素的食物

膳食纖維具有調整碳水化合物和脂類代謝的作用，能結合膽酸，避免其合成為膽固醇，沉積在血管壁上。

一般在蔬菜、水果以及全穀類、未加工的麩質、全麥製品、海藻類、豆類、根莖菜類等食物中。

菸鹼酸

菸鹼酸能擴張血管，降低體內膽固醇和三酸甘油酯含量，促進血液循環。同時，可增強腸胃功能，改善全身代謝循環，促進膽固醇的排出。

廣泛存在於動物肝臟、腎臟、瘦肉、酵母、麥芽、全麥製品、花生、無花果等食物中。

維生素 C

維生素 C 能夠促進人體合成氮氧化物，而氮氧化物具有擴張血管的作用。還能防止膽固醇在動脈內壁沉積，並溶解已沉積在血管內壁的動脈粥樣硬化斑塊。

一般在蔬菜水果中含量較豐富，如柑橘類水果、番茄、蘿蔔、瓜類、鮮綠葉菜、奇異果等。

鉀

鉀進入血液後和脂肪、代謝廢物結合乳化，能有效地溶解沉積在血管壁上影響血液流通的「膽固醇硬化斑塊」，並將這些體內垃圾排出體外。蘑菇、紫菜、黃花菜、桂圓、銀耳、香菇等食物中含鉀非常高。

鎂

鎂能降低「壞膽固醇」低密度脂蛋白膽固醇指數，有效地降低血脂濃度，防止動脈粥樣硬化，保護心腦血管。鎂在堅果類、乳製品、海鮮、黑豆、香蕉、綠葉蔬菜、小麥胚芽等食物中的含量都很豐富。其中綠葉蔬菜是鎂的最佳來源。

鋅

鋅可以加強胰島素對血糖的作用，消除沉積的膽固醇，維持血管的彈性。鋅主要存在於海產品、動物內臟中，如牡蠣、海魚、蝦皮、紫菜、豬肝等，瘦肉、芝麻、花生、豆類等也含有豐富的鋅。

硒

硒能在細胞質中破壞過氧化物，依靠其強大的抗氧化功能，可調節體內膽固醇代謝，降低血黏稠度，預防心血管疾病。

穀物類中含硒較多的有糙米、燕麥、小麥胚芽，蔬菜中包括大蒜、洋蔥等，動物肝腎、瘦肉及海鮮中也含有豐富的硒。

莧菜餃子

防病治病
功能菜

排毒降脂

🍲 蒸鍋　　⏱ 15 分鐘　　👤 1~2 人份

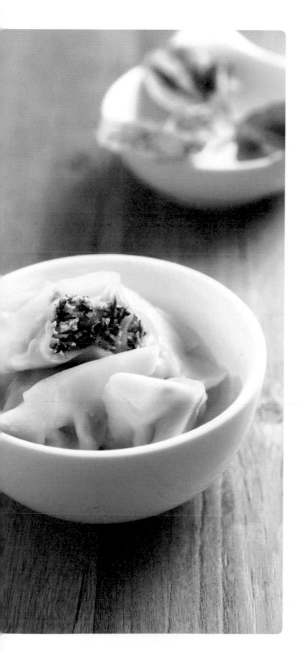

材料　莧菜 300 克、雞蛋 3 個、餃子皮
　　　250 克。

調料　鹽、雞精粉 各 2 克。植物油、十三
　　　香、薑末 各適量

做法

1. 莧菜挑洗乾淨，切末，加鹽醃 5 分
鐘擠去水分；雞蛋打散，煎成蛋餅，
切碎。

2. 蛋碎拌入莧菜中，加鹽、雞精粉、植
物油、十三香、薑末攪拌均勻，然後
用餃子皮包成餃子。

3. 水開後放入蒸鍋蒸 15 分鐘即可。

── 營 養 提 示 ──

莧菜富含葉酸，葉酸能促進人體內
的脂肪氧化，除去多餘的脂肪，同
時還能降低半胱氨酸的血清濃度，
有助於降低中風的發病率。

蒟蒻三絲

防病治病
功能菜

減少血清中的膽固醇

🍳 蒸鍋　⏱ 15 分鐘　🧑 1~2 人份

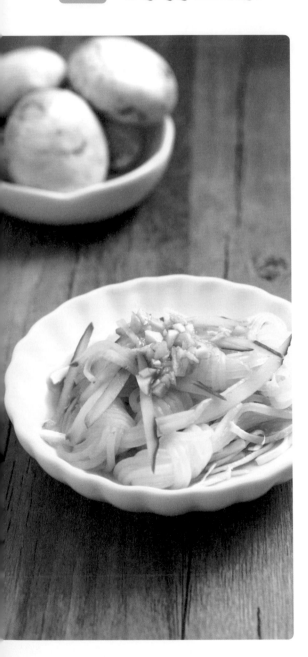

材料　蒟蒻絲 100 克、蘑菇 50 克、小黃瓜 1 根。

調料　鹽 3 克。白糖、醋 少許。蒜蓉、香油 各適量。

做法

1. 蒟蒻絲用清水浸泡 10 分鐘後洗淨；蘑菇洗淨，切絲；小黃瓜洗淨，切絲；蒜蓉、鹽、少許白糖、醋和香油拌勻，製成調醬汁。

2. 將蘑菇絲排在盤底，上面放蒟蒻絲，再放小黃瓜絲，水開後放入蒸鍋蒸 15 分鐘，取出淋上調醬汁即可。

營 養 提 示

蒟蒻所含的黏液蛋白能減少體內膽固醇的堆積，有推動血液循環，防止淤腫的作用，可預防動脈粥樣硬化和防治心腦血管疾病。

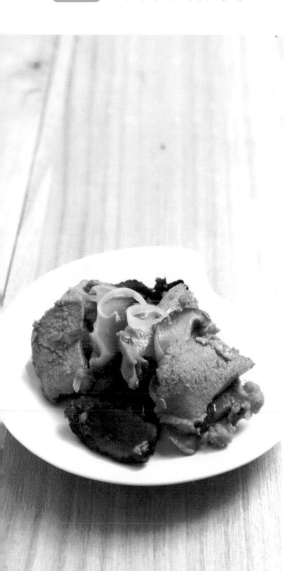

防病治病功能菜

香菇蒸雞

> 改善血管循環

🍲 蒸鍋　⏱ 30 分鐘　👤 1~2 人份

材料　雞肉 75 克、水發香菇 100 克、紅棗
　　　2 顆

調料　鹽、米酒、香油、雞精粉、濃醬油
　　　（老抽）、蔥絲、薑末、蒜末、太白
　　　粉水、清湯 各適量。

做法

1. 將雞肉洗淨，切成長片；水發香菇
　 洗淨，切成片；紅棗洗淨，去核。

2. 將雞肉、香菇、紅棗放入碗內，加入
　 濃醬油（老抽）、鹽、雞精粉、蔥絲、
　 薑末、蒜末、米酒、清湯、太白粉水
　 抓勻，上籠蒸 30 分鐘取出，淋上香油
　 即可。

─── 營 養 提 示 ───

雞肉中含有豐富的維生素 B 群和菸
鹼酸，有助於修補破損的血管。

鱈魚蒸豆腐

防病治病
功能菜

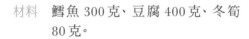

保護心血管系統

🍲 蒸鍋　🕐 8分鐘　👤 3~4人份

材料　鱈魚 300 克、豆腐 400 克、冬筍 80 克。

調料　蒸魚醬油 10 毫升、蠔油 20 毫升。蔥段、薑片、蒜片、植物油、太白粉水、鹽 各適量。

做法

1. 鱈魚自然解凍，抹乾表面水分；冬筍切薄片；湯鍋加水放入豆腐，加鹽煮開，水開後 5 分鐘關火，撈出來放在涼水中。

2. 豆腐橫切兩半放盤底，上面鋪上筍片，再放鱈魚，蒸鍋內水開後，入鍋蒸 8 分鐘即可。

3. 炒鍋放入植物油，燒熱，爆香蔥薑蒜，先加 10 毫升蒸魚醬油、20 毫升蠔油，轉小火熬 1 分鐘，加太白粉水勾芡，去掉蔥薑蒜只留湯汁，淋在鱈魚上即可。

營 養 提 示

鱈魚中的天冬氨酸是構成蛋白質的基本物質，有助於改善心肌收縮功能，在冠狀動脈循環障礙缺氧時，對心肌有保護作用，還可以降低血液中氮和二氧化碳的量，養護心血管。

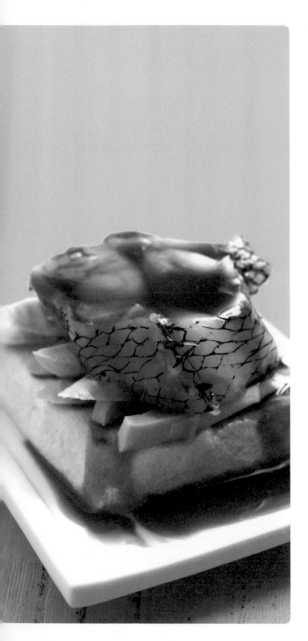

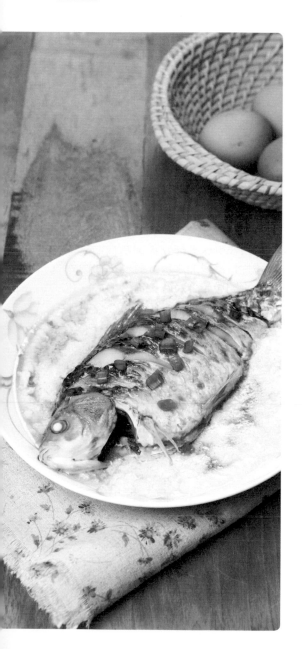

鯽魚蒸蛋

防病治病功能菜

維持良好的血管環境

🍲 蒸鍋　　⏱ 15 分鐘　　👤 3~4 人份

材料　鯽魚 500 克、雞蛋 1 個。

調料　植物油、香油、鹽、醬油、米酒、
　　　雞精粉、高湯、蔥花 各適量。

做法

1. 鯽魚處理乾淨，用刀在魚體兩面切花
　刀，抹勻鹽、米酒。

2. 將雞蛋敲開，打散，倒入適量高湯，
　加鹽、雞精粉、植物油攪勻。

3. 將鯽魚放在雞蛋汁中，上蒸籠，大火
　蒸 15 分鐘。另取一碗，放蔥花、醬
　油、香油和少量高湯，調成醬汁，淋
　在魚身上。

━ 營 養 提 示 ━

鯽魚含有豐富的礦物質磷、鉀，能有
效地溶解沉積在血管壁上的膽固醇硬
化斑塊，防止動脈粥樣硬化等。

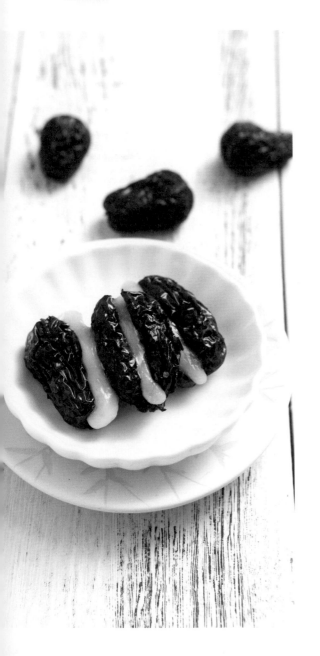

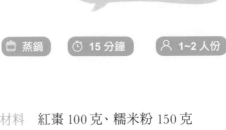

防病治病 功能菜 紅棗糯米

改善心肌營養

蒸鍋 ⏱ 15 分鐘 👤 1~2 人份

材料　紅棗 100 克、糯米粉 150 克
調料　白糖 4 克。
做法

1. 糯米粉和白糖加溫水和成糯米團；紅棗洗淨，用清水泡脹，切開去核。

2. 糯米團搓成小長條塞入紅棗中，排盤，蒸鍋水開後入鍋蒸 15 分鐘即可。

─── 營 養 提 示 ───

紅棗中含有的環磷酸腺苷，具有擴張血管、增強心肌收縮力、改善心肌營養的效果，對防治心血管疾病有良好的作用。

脂肪肝

隨著人們生活水準的提高，體力活動越來越少，平均體重、飲酒人數也逐年升高，再加上不合理用藥等因素，導致我國脂肪肝人群日益增加。因此，要積極進行飲食調理，做到早發現，早逆轉。

膳食指南

維生素 B 群和維生素 E 清除多餘脂肪

飲食中缺乏維生素 B 群和維生素 E 會引起肝小葉中央區脂肪變性甚至壞死，及時補充富含維生素 B 群或維生素 E 可防止脂肪肝，抑制肝壞死和肝纖維化的發生。維生素 B 群有 B1、B2、B6、B12、菸鹼酸、泛酸、葉酸等。

富含維生素 B$_1$ 的食物		
黃豆芽	花生	綠豆芽
芹菜	豌豆苗	萵筍

富含維生素 B$_2$ 的食物		
大豆	綠葉菜	香菇
動物肝臟	紫菜	禽蛋

富含維生素 B$_6$ 的食物		
魚	動物肝腎	蝦
肉類	豌豆苗	馬鈴薯

富含維生素 E 的食物	
橄欖油	堅果類
豆類	綠葉蔬菜

多吃綠色食物，肝好心情棒

根據中醫五行理論，肝屬木，而綠色也屬木，因此綠色食物可以養肝。適量攝入綠色食物有助於肝氣循環代謝，消除疲勞、舒緩肝鬱、增強免疫功能、幫助肝臟增強解毒能力，綠色食物中，以蔬菜居多，如菜花、菠菜、花椰菜、芹菜等。

戒酒或限制飲酒是重中之重

長期大量飲酒，尤其是烈性酒，容易導致肝臟對脂肪酸的分解和代謝發生障礙，肝內脂肪酸就容易堆積，很容易引發肝臟疾病，酒精性肝病在初期通常表現為脂肪肝，進而可以發展成為酒精性肝炎、酒精性肝纖維化和酒精性肝硬化。而且，長期飲酒更能加重肝硬化的病情，並引起出血現象。

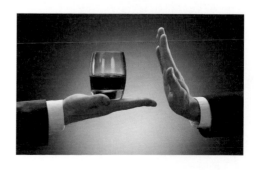

防病治病功能菜 毛豆雞蛋肉餅

改善內臟脂肪代謝

🍲 蒸鍋　⏱ 15 分鐘　👤 3~4 人份

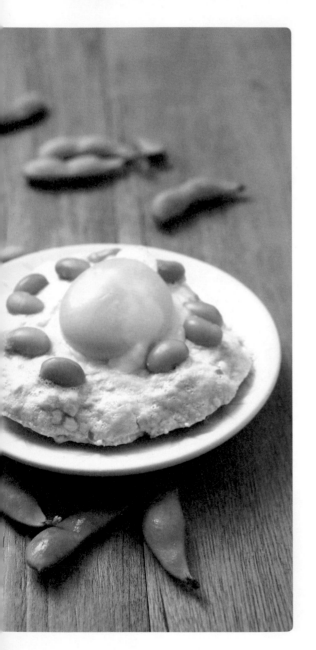

材料　毛豆 300 克、豬瘦肉 200 克、雞蛋 1 個。

調料　米酒 10 毫升。鹽、蔥花 各適量。

做法

1. 毛豆剝殼留豆粒，洗淨；豬肉剁成肉末，加米酒、鹽、蛋清、蔥花攪拌均勻。

2. 肉餡平鋪在盤中，中間挖一個圓孔放入蛋黃，毛豆鋪在肉餡上，放入蒸鍋，水開後大火蒸 15 分鐘即可。

營養提示

毛豆中的大豆皂苷能夠抑制糖分轉為中性脂肪，進而改善內臟脂肪代謝，預防脂肪肝的發生。

防病治病
功能菜

納豆飯

減輕酒精對肝臟的損傷

🍲 蒸鍋　　⏱ 40 分鐘　　👤 1~2 人份

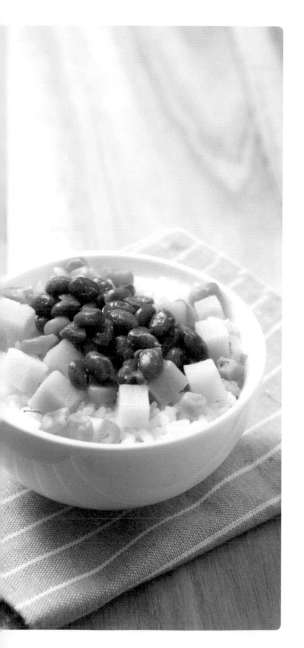

材料　香米 100 克、山藥 100 克、玉米粒
　　　70 克、納豆 1 盒。

做法

1. 山藥去皮，切小塊；納豆拆盒後把裡
   面的醬油和芥末都放進去，大力攪拌。

2. 香米放入碗中倒入適量清水，排上
   山藥塊、玉米粒，放上攪拌好的納
   豆，放入蒸鍋，水開後大火蒸 40 分
   鐘即可。

── 營 養 提 示 ──

納豆激酶能分擔酒後肝臟的壓力，
緩解醉酒症狀，減輕酒精對肝臟的
損傷，降低酒精性脂肪肝的發生率。

防病治病功能菜

南瓜黑豆盅

淨化體內環境

🍲 蒸鍋　⏱ 70 分鐘　👤 1~2 人份

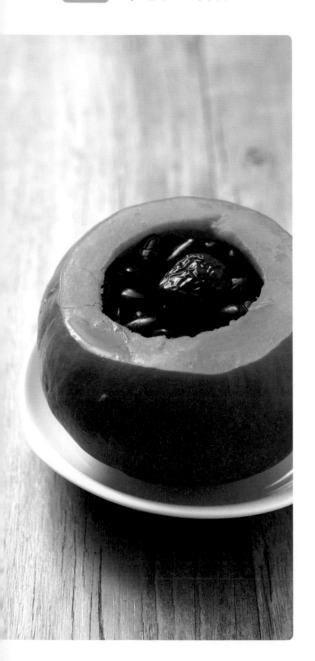

材料　小南瓜 半個、黑豆 50 克、紅棗 5 克。

調料　白糖 適量。

做法

1. 小南瓜洗淨，在距瓜蒂 1/3 處切開，挖去瓤；黑豆洗淨，浸泡一晚；紅棗洗淨，去核。

2. 先將黑豆放入碗中，加入與黑豆平齊的水，放入蒸鍋，大火蒸 40 分鐘，取出後連同紅棗、白糖一起放入小南瓜中，繼續蒸 30 分鐘。

─── 營 養 提 示 ───

黑豆含有的花青素，能有效清除人體內的自由基，淨化體內環境，減少脂肪堆積。

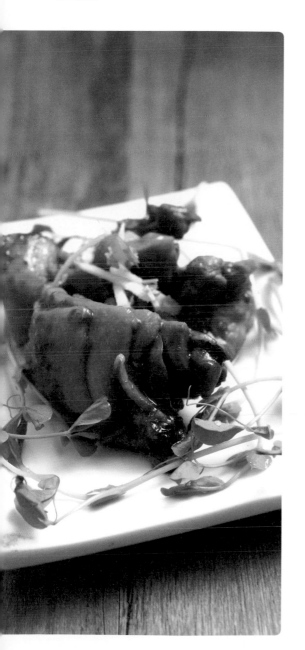

防病治病
功能菜

薑絲蒸雞

有利於肝臟減脂

🍲 蒸鍋　　⏱ 20 分鐘　　🧍 2~3 人份

材料　雞塊 300 克、嫩薑 50 克、豌豆苗 60 克。

調料　蔥花、鹽 各 2 克。米酒、醬油（生抽）各 8 克。太白粉水 適量。

做法

1. 嫩薑去皮，切絲；雞塊洗淨放入食品袋中，加薑絲、米酒、鹽，封住袋口，用手揉雞塊 10 分鐘，讓材料混合均勻，然後醃 30 分鐘。

2. 將醃好的雞塊連同薑絲一起倒入盤中，豌豆苗挑洗乾淨，煮全斷生後圍雞塊一圈，放入蒸鍋，水開後大火蒸 20 分鐘。

3. 另起鍋用太白粉水加醬油（生抽）勾芡，淋在雞塊上，再撒上蔥花即可。

剁椒蒸帶魚

防病治病
功能菜

保護肝臟血流流暢

蒸鍋　｜　8 分鐘　｜　3~4 人份

材料　帶魚段 400 克、剁椒 30 克。

調料　蔥末、薑末 各 5 克。米酒 10 克、
　　　鹽 3 克。

做法

1. 帶魚段洗淨加少許鹽、米酒和薑末醃
漬 20 分鐘，擺入盤中，鋪上剁椒。

2. 蒸鍋置於火上，大火燒開，將盛有帶
魚段的盤子放入，大火蒸 8 分鐘左右
取出，撒上蔥末即可。

營 養 提 示

帶魚所含的維生素 B2，有益於破損
血管的修復，使膽固醇不易沉積，
促使血液中的脂肪加速排出，保護
肝臟血流流暢，對預防脂肪肝有一
定的療效。

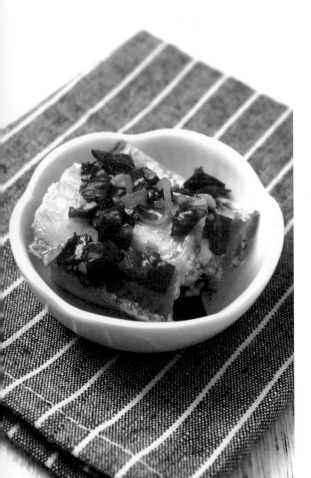

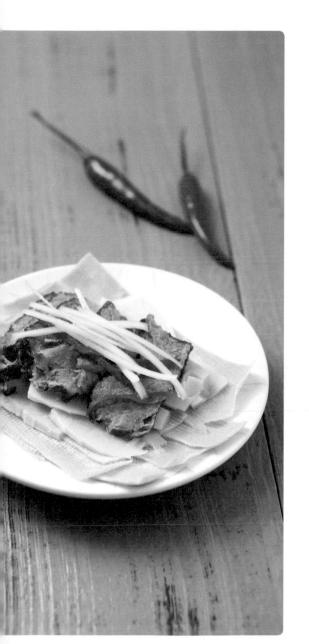

防病治病
功能菜

竹筍鹹肉蒸豆腐皮

減少脂肪堆積

🍲 蒸鍋　　⏱ 30 分鐘　　👤 2~3 人份

材料　竹筍 300 克、鹹肉 150 克、豆腐皮
　　　250 克、紅辣椒 1 條。

調料　米酒 30 毫升。高湯、蔥 各適量。

做法

1. 竹筍剝皮，切片；鹹肉切薄片，用
米酒泡 30 分鐘；豆腐皮切成絲，用
清水泡 20 分鐘；紅辣椒、蔥洗淨，
切絲。

2. 將豆腐皮絲擺在盤底，上面鋪竹筍
片，把鹹肉片放在竹筍片上，加入
適量高湯和紅辣椒絲，放入蒸鍋，
水開後大火蒸 30 分鐘，取出撒上蔥
絲即可。

───── 營 養 提 示 ─────

竹筍膳食纖維含量高，可以減少人
體對膽固醇的吸收，減少脂肪堆
積，減輕肝臟負擔，預防脂肪肝。

TREATMENT

慢性胃炎

慢性胃炎與急性胃炎相對，是由不同原因導致的慢性胃黏膜炎症，具有病程長、反覆發作、時輕時重的特點。慢性胃炎三分治七分養，如果飲食中多加調養，會起到很好的緩解效果。

膳食指南

選擇細軟、清淡的飲食，以免傷害胃壁

大部分胃炎患者的胃黏膜都有不同程度損傷，胃部功能較為脆弱，所以要選擇細軟、清淡的食物，可以減少對胃黏膜的刺激，有助於病情的減輕和好轉。尤其是在胃炎急性期，粗雜糧和高膳食纖維的食物要禁食，不能吃太粗的食物，粗糧很好，可是不適合胃不好的人們吃。

注意鐵的補充，避免營養不良

胃炎患者因為飲食禁忌的比較多，所以一定要防止營養不良性的貧血。要在飲食中增加蛋白質和血紅素鐵含量高的食物，比如瘦肉、魚、雞肉和動物肝臟一類。而且要注意補充維生素 C 和維生素 B 群，尤其是 B12 和葉酸，這些都是幫助鐵吸收的營養素，最有效而便捷的方法就是增加一些新鮮水果和蔬菜，如番茄、茄子、紅棗等。

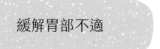

牛奶香蕉蒸蛋

防病治病
功能菜

緩解胃部不適

🍲 蒸鍋　　⏱ 10 分鐘　　👤 1~2 人份

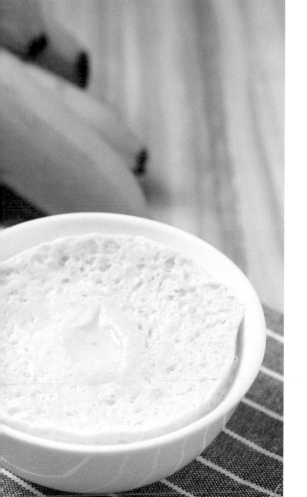

材料　牛奶 150 毫升、香蕉 100 克、雞蛋
　　　1 個。

做法

1. 香蕉去皮，切塊，和牛奶一起放入料
   理機攪拌成汁；雞蛋打入碗中，攪拌
   成蛋液。

2. 將香蕉牛奶汁倒入雞蛋中，混合均
   勻，撈去浮沫，蓋上保鮮膜戳幾個孔，
   水開後入鍋，中火蒸 10 分鐘即可。

———— 營養提示 ————

於萎縮性胃炎患者來說，牛奶和雞
蛋中所含蛋白質、鈣能夠保護胃黏
膜，緩解胃部不適。

防病治病功能菜 五寶蒸南瓜

保護胃黏膜

🍱 蒸鍋　⏱ 15 分鐘　👤 1~2 人份

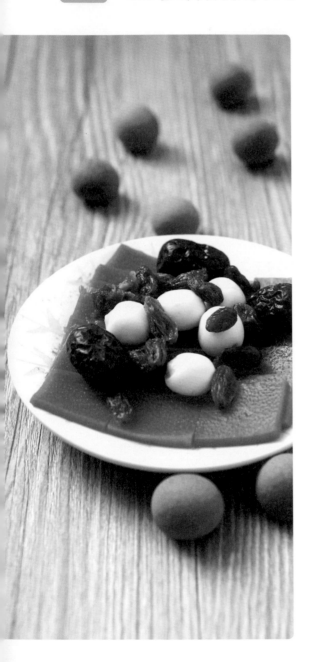

材料　南瓜肉 300 克。蓮子、桂圓肉、紅棗 各 10 克。 枸杞子、葡萄乾 各 5 克。

做法

1. 南瓜肉切片排盤，撒鹽；蓮子、枸杞子、桂圓肉、紅棗洗淨後擺在南瓜上，再撒上葡萄乾。
2. 蒸鍋水開後，入鍋大火蒸 15 分鐘即可。

─── 營 養 提 示 ───

南瓜含有的果膠有很好的吸附性，能促進體內細菌毒素和有害物質的排出，起到解毒、保護胃黏膜的作用，防治慢性胃炎。

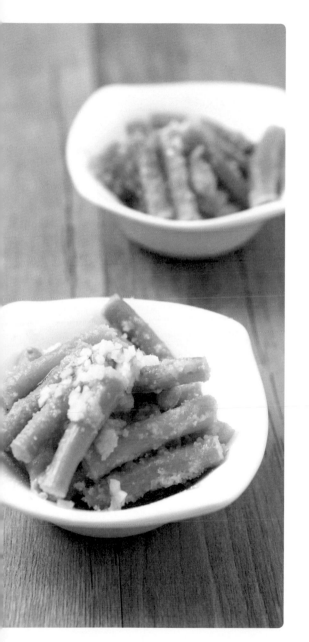

防病治病 功能菜 蒜蓉豇豆

防治慢性胃炎

蒸鍋　　　　8 分鐘　　　　1~2 人份

材料　豇豆 250 克。玉米粉、麵粉 各 30 克。

調料　大蒜 半顆。醬油（生抽）、植物油 各適量。

做法

1. 豇豆切掉頭尾，洗淨，切 5 公分長段；玉米粉、麵粉混合均勻，將豇豆倒入其中，讓每一根都均勻地沾上麵粉，排盤。

2. 蒸鍋水開後，放入蒸鍋大火蒸 8 分鐘。

3. 大蒜去皮切末，用植物油爆香，加入醬油（生抽），炒勻成蒜蓉調醬汁，淋在蒸好的豇豆上即可。

營養提示

豇豆所含維生素 B 群，能維持正常的消化腺分泌和胃腸道蠕動的功能，可幫助消化，防治慢性胃炎。

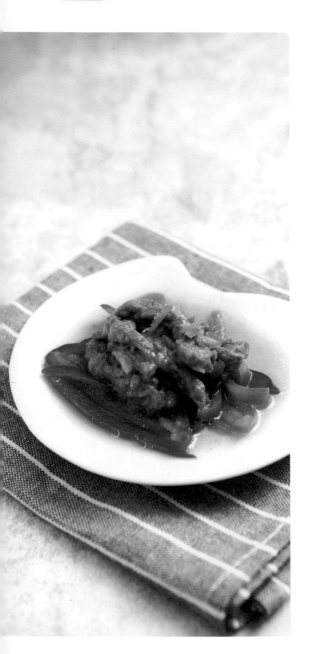

豉汁蒸牛柳

防病治病
功能菜

補鐵防貧血

🍲 蒸鍋 　 ⏱ 15 分鐘 　 👤 3~4 人份

材料　牛肉 200 克。青、紅甜椒 各 1 個。

調料　蔥花、薑末、蒜末 各適量。豆豉 8 克、醬油（生抽）7 毫升、米酒 3 毫升。鹽、雞精粉、太白粉 各 適量。

做法

1. 青、紅甜椒洗淨，去籽，切絲；牛肉洗淨，切條，加米酒、薑末、蒜末、醬油（生抽）、鹽、雞精粉、豆豉拌勻，醃 30 分鐘。

2. 然後將青、紅甜椒絲放入牛肉中，加太白粉攪拌均勻，裝盤，放入蒸鍋，水開後大火蒸 15 分鐘，取出撒上蔥花即可。

營養提示

牛肉中富含優質蛋白質和血紅素鐵，有助於預防胃炎患者營養不良性的貧血。

粉蒸雞翅

防病治病
功能菜

促進胃炎康復

🍱 竹蒸鍋　⏱ 25 分鐘　👤 2~3 人份

材料　雞翅 300 克、蒸肉米穀粉 50 克、荷葉 1 張。

調料　薑末、蔥花、米酒、醬油、鹽 各適量。白糖 少許。

做法

1. 雞翅洗淨，兩面斜劃兩刀放入碗中，加入薑末、米酒、醬油、鹽、白糖拌勻，醃 30 分鐘，然後分別裹上蒸肉米穀粉。

2. 竹蒸籠鋪上荷葉，放入雞翅，水開後放入蒸鍋，大火蒸 25 分鐘，取出撒上蔥花即可。

─── 營 養 提 示 ───

雞肉極易消化吸收，不會給胃增加負擔，同時含有蛋白質和維生素 C、維生素 E 等營養物質，有助於增強人體免疫力，促進胃炎康復。

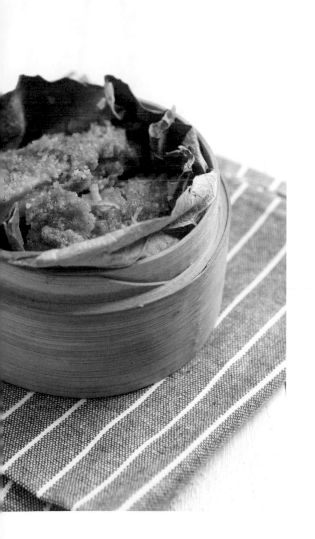

---| TREATMENT |---

膽囊炎

膽囊炎是發病率較高的常見病，不良的飲食習慣是誘發膽囊炎的重要原因，所以要養成良好的飲食習慣。不暴飲暴食，少吃油膩食物，同時也要保持愉悅的心情，避免過度勞累。消除發病誘因，減少膽囊炎的發生。

📖 膳食指南

養成吃早餐的好習慣，預防膽囊炎

如果不吃早餐，到中午進餐，空腹時間較長，會減少膽汁的分泌，導致膽汁成分發生變化，而膽固醇則處於飽和狀態，就容易在膽囊中沉積，形成膽結石。而且飲食中的油脂造成膽汁中膽固醇、膽鹽含量高，久而久之，就會刺激膽囊壁，形成膽囊壁增厚、粗糙，進而引起膽囊炎。

建議已患膽囊炎的人用豆類、豆製品和魚蝦代替肉

過多的動物脂肪會刺激膽囊的收縮，而肉裡大量膽固醇會增加膽結石的危險。所以，已患有膽囊炎的人要少吃肉，最好用富含大豆卵磷脂的豆製品來替代，配合魚蝦類和低脂肪乳製品來補充蛋白質。

膳食纖維是排出膽汁酸的推手

常吃富含膳食纖維食物的人很少患膽囊炎，因為高膳食纖維的食物，如綠葉蔬菜、水果、粗糧等，既有利膽作用，又有刺激腸蠕動、促進排便的作用。膳食纖維促使腸內產生的吲哚、糞臭素等有害物質儘快排出；還能吸附腸道內的膽汁酸，增加膽鹽排泄，抑制腸內膽固醇的吸收，促進腸蠕動，增加膽固醇和膽汁酸的排出，減少形成膽結石的機會，避免膽囊炎的發生。

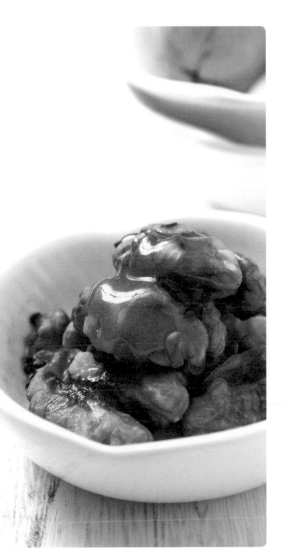

**防病治病
功能菜** 芝麻麥芽糖蒸核桃

利於排出結石

🍲 蒸鍋　　⏱ 8 分鐘　　🧍 2~3 人份

材料　核桃仁 80 克、黑芝麻 5 克。

調料　麥芽糖 8 克。

做法

1. 核桃仁裝盤，麥芽糖切碎灑在核桃仁上，再撒上黑芝麻。

2. 水開後，放入蒸鍋，大火蒸 8 分鐘即可。

營 養 提 示

核桃中含有不飽和脂肪酸，可改善膽汁成分，有利於結石的排出。

枸杞百合蒸木耳

防病治病
功能菜

促進腸胃蠕動

🍲 蒸鍋　　⏱ 8 分鐘　　👤 1~2 人份

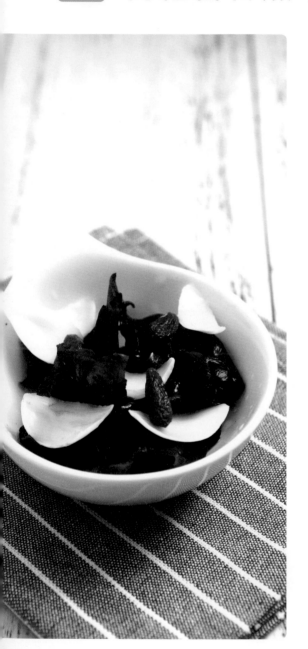

材料　水發黑木耳 100 克、百合 50 克、
　　　枸杞子 5 克。

調料　鹽 1 克、香油 適量。

做法

1. 黑木耳洗淨，撕成小朵；百合、枸杞
   子分別洗淨。

2. 將木耳、百合、枸杞子一起放入碗
   中，加鹽拌勻，放入蒸鍋，水開後蒸
   8 分鐘，取出淋上香油即可。

── 營 養 提 示 ──

黑木耳中含有豐富的纖維素和植物
膠原，能促進胃腸蠕動，防止便
秘，有利於有毒物質及時排出。

防病治病
功能菜

清蒸鰱魚

利於膽囊炎患者身體恢復

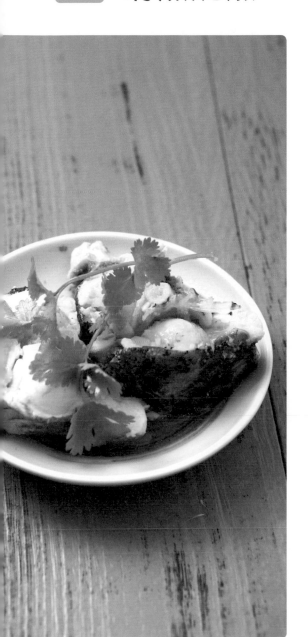

蒸鍋　　10 分鐘　　2~3 人份

材料　鰱魚肉塊 500 克、香菜段 20 克。

調料　葱段、薑片、鹽 各適量。米酒 10 克、胡椒粉 少許、植物油 適量。

做法

1. 鰱魚肉塊用米酒、胡椒粉和鹽醃漬 20 分鐘，放在蒸盤內，擺好薑片、葱段。

2. 蒸鍋置火上，水開後將魚盤放入鍋內，大火蒸 10 分鐘後，將魚取出，拿掉葱段、薑片。

3. 鍋內倒入植物油燒熱，將油均勻淋在魚肉段身上，撒上香菜段即可。

─── 營 養 提 示 ───

魚肉富含優質蛋白質，膽固醇和脂肪含量低，有利於膽囊炎患者身體恢復。

防病治病功能菜 蠶豆醬鴨蒸豆腐

避免攝入大量膽固醇

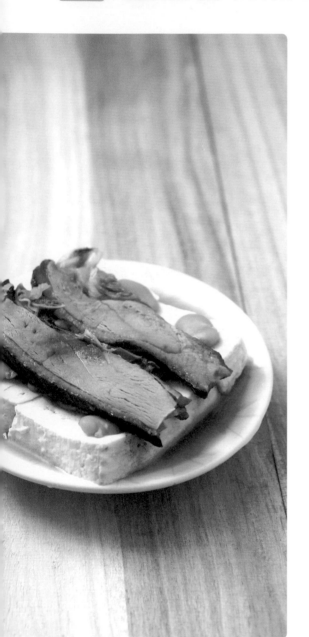

🍲 蒸鍋　⏱ 20 分鐘　👤 2~3 人份

材料　豆腐 450 克、蠶豆仁 300 克、醬鴨 200 克。

調料　米酒 10 毫升。

做法

1. 醬鴨切片，倒入米酒泡軟；豆腐洗淨切厚片，排盤底，上面撒蠶豆仁，再放上醬鴨片。

2. 水開後，放入蒸鍋，大火蒸 20 分鐘。

──── 營 養 提 示 ────

豆製品低脂、高蛋白質，避免常吃肉而增加大量膽固醇，減少膽結石的危險。

防病治病
功能菜

豆豉蒸腐竹

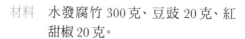
豐富的植物蛋白質

🍲 蒸鍋　⏱ 10 分鐘　👤 1~2 人份

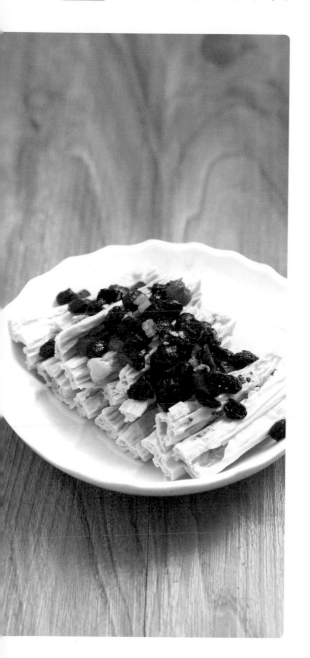

材料　水發腐竹 300 克、豆豉 20 克、紅甜椒 20 克。

調料　蔥花、薑末、蒜末、鹽、雞精粉、醬油（生抽）、植物油 各適量。

做法

1. 紅甜椒洗淨，去籽，切丁；腐竹切長段。

2. 熱鍋倒入植物油爆香薑末、蒜末、豆豉，放入紅甜椒丁，加醬油（生抽）、鹽、雞精粉炒勻，淋在腐竹上。

3. 水開後，放入蒸鍋蒸 10 分鐘，取出撒上蔥花即可。

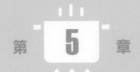

第 **5** 章

兼顧全家｜營養套餐

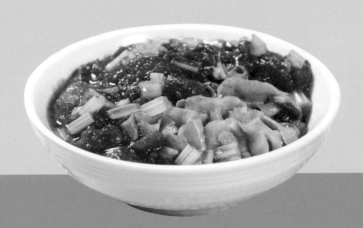

多福多壽少生病

TEEN-AGERS

青少年成長發育

青少年時期的孩子正處於生長發育階段，新陳代謝旺盛，對熱量和營養素需求比較多。合理充分地補充營養，不僅促進青少年生長發育，健腦益智，還可以為他們一生的健康打下良好的基礎。

膳食指南

飲食均衡，葷素搭配多樣化

青少年的膳食應做到均衡且多樣化，主食除了米、麵之外，還應該添加玉米、小米、蕎麥、番薯等雜糧，粗細糧合理搭配。不挑食，要常吃禽畜、魚肉、蛋、豆類、牛奶及相關製品，這些食物可以為青少年提供豐富的優質蛋白質、維生素 D、維生素 B 群、維生素 A 及鈣等身體所需營養素。

保證鈣的充足攝入，同時補維生素 D

青少年的生長發育與鈣密切相關，缺鈣會導致精力不集中、牙齒發育畸形、眼軟、抽筋、易過敏、易感冒等。所以，青少年的飲食必須保證鈣的充足，建議每日攝入 1200 毫克的鈣。飲食補鈣的最好方法是每天喝一斤（約 500 毫升）牛奶。另外，雞蛋、豆製品等食物也是補鈣的良好來源。

適當補充維生素 D 能促進鈣質吸收，如蘑菇、牛奶都是維生素 D 的良好來源。曬太陽也有助於身體中維生素 D 的合成，因此建議青少年在注重飲食的同時也要適當參加戶外運動。

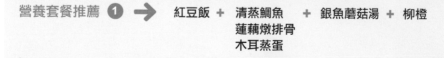

營養套餐推薦 **1** ➡ 紅豆飯 ＋ 清蒸鯛魚　＋ 銀魚蘑菇湯 ＋ 柳橙
　　　　　　　　　　　　　 蓮藕燉排骨
　　　　　　　　　　　　　 木耳蒸蛋

營養套餐推薦 **2** ➡ 鹹蛋蒸 ＋ 粉蒸牛肉　＋ 鮮榨玉米汁 ＋ 腰果
　　　　　　　　　 肉餅　　 乾燒草菇
　　　　　　　　　　　　　 菠菜炒豬肝

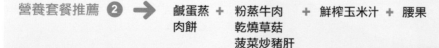

營養套餐推薦 **3** ➡ 蝦肉　 ＋ 雞蛋炒洋蔥 ＋ 海帶豆腐湯 ＋ 酸甜蒸蘋果
　　　　　　　　　 水餃　　 上湯娃娃菜
　　　　　　　　　　　　　 金針菇蒸肥牛

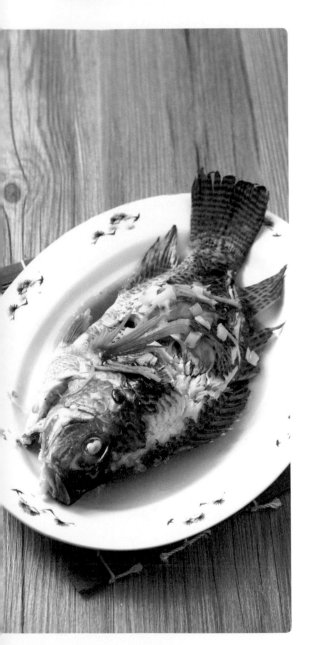

兼顧全家營養套餐 清蒸鯛魚

健腦益智

🍲 蒸鍋　　⏱ 10 分鐘　　👤 1~2 人份

材料　鯛魚 60 克。

調料　鹽、蔥、薑 各 3 克。米酒、醬油 各 4 克。植物油 適量。

做法

1. 蔥切丁，薑切絲；鯛魚去腸肚、魚鰓洗淨後，在它的兩面輕輕地劃上十字刀，用鹽、米酒、薑絲醃入味。

2. 將醃入味的鯛魚放入鍋中，大火蒸 10 分鐘左右，淋上醬油。

3. 另一只鍋放少許植物油，將蔥丁和薑絲炒香，和油一起淋在魚身上即可。

─── 營 養 提 示 ───

鯛魚富含多種不飽和脂肪酸和豐富的蛋白質，能健腦益智，為青少年成長補充營養。

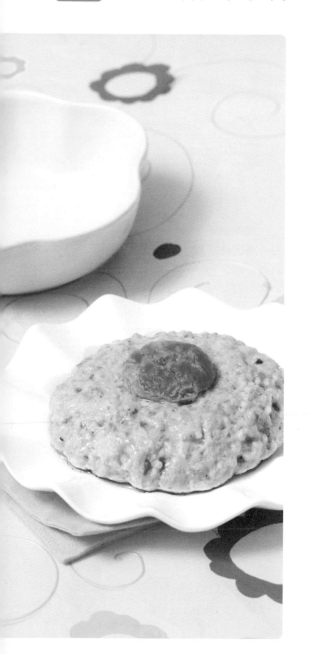

鹹蛋蒸肉餅

兼顧全家
營養套餐

> 提高記憶力

🍲 蒸鍋　　⏱ 10 分鐘　　🧍 1~2 人份

材料　豬肉末 75 克，生鹹鴨蛋 1 個。

調料　太白粉 10 克、蔥末 6 克、鹽 3 克、
　　　雞精粉、胡椒粉、花生油 各少許。

做法

1. 生鹹鴨蛋敲破，先取蛋清，放入豬肉末中，加入太白粉、蔥末、鹽、雞精粉、胡椒粉並攪至起膠，再加花生油拌勻，然後放盤中，做成肉餅狀。

2. 將生鹹鴨蛋的蛋黃放在肉餅上，裝入蒸盤，水開後放入蒸鍋蒸 10 分鐘左右即可。

---- 營 養 提 示 ----

鹹鴨蛋富含卵磷脂和 DHA，能促進腦部的發育，有增強記憶、健腦益智的功效。

WOMEN

女性養顏調養

生活中,很多愛美的女性時常抱怨自己的皮膚粗糙、長斑、鬆弛、老化,為了變得漂亮,經常依賴各種化妝品,但效果並不顯著。因為美麗的根本在於健康,通過科學的飲食調養,打造健康的身體環境。

膳食指南

溫熱、清淡、補血食物,緩解經期不適

女性來月經時,要流失一部分血液。而血液的主要成分有血漿蛋白和鉀、鐵、鈣、鎂等礦物質。因此,月經期後應補充蛋白質、礦物質等營養物質以補充經期所流失的血液。

中醫認為,月經期宜吃溫熱的食物有利於血流暢通,生冷的食物易生內寒,寒氣凝滯,會使血液運行不暢,造成經血過少甚至痛經。

每天吃些豆製品,緩解乳腺增生

豆腐、豆漿等天然黃豆食物含有植物類雌激素大豆異黃酮,它對女性體內雌激素數值有雙向調節的作用:當人體內雌激素數值較低時,大豆異黃酮會起到提高體內雌激素數值的功效;而當體內雌激素數值偏高時,大豆異黃酮會起到降低體內雌激素數值的作用。營養學家推薦,每人每天可以吃 25～35 克黃豆,相當於 200 克豆腐或 500 克豆漿。

補充維生素和鈣,緩解更年期綜合症

維生素 B6、維生素 B12 缺乏,容易使人興奮不安、頭痛、脾氣急躁、易激動等,加重更年期綜合症。在膳食中補充維生素,可多吃全麥麵包以及蘋果、草莓、菠菜、白菜、番茄等蔬果。

大腦中如果沒有充足的鈣就會情緒不安,容易激動。攝取充足的鈣,可以使人的情緒保持穩定,牛奶、肉類、各種豆類及豆製品等都是鈣的良好來源。

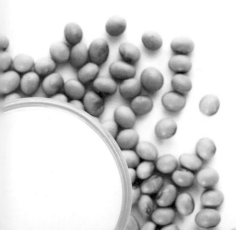

干貝蒸白菜

兼顧全家
營養套餐

遠離乳腺癌

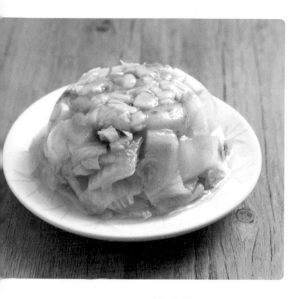

🍲 蒸鍋　　⏱ 20 分鐘　　👤 1~2 人份

材料　大白菜 300 克、干貝 6 粒。

調料　大蒜 半顆。鹽、米酒、太白粉水、
　　　植物油 各適量。

做法

1. 大白菜洗淨，撕成大片；蒜瓣去皮，洗
淨；干貝稍加沖洗後用溫水浸泡 30 分鐘
左右，取出淋上少許米酒蒸軟，撕成條。

2. 炒鍋燒熱放植物油，蒜瓣下鍋煎至金黃
焦香，取出，留底油將大白菜片入鍋旺
火快速翻炒至菜梗稍軟，加鹽炒勻盛出。

3. 取大碗，干貝條平鋪碗底，依次排上蒜
瓣、白菜片，水開後放入蒸鍋，大火蒸
20 分鐘，取出，碗內的湯汁倒入炒鍋
中，煮沸，加少許鹽、太白粉水攪勻。

4. 將大碗倒扣在盤中，淋上調好的湯汁
即可。

—— 營 養 提 示 ——

大白菜含有微量元素硒，能抑制人
體對亞硝胺的吸收，起到防癌抗癌
的作用，是預防乳腺癌的良藥。

營養套餐推薦 **1** → 鮮蝦燒賣 ＋ 紅棗黃芪蒸乳鴿 ＋ 薑絲紅糖飲 ＋ 花生
　　　　　　　　　　干貝蒸白菜
　　　　　　　　　　山藥五彩蝦仁

營養套餐推薦 **2** → 番薯飯 ＋ 枸杞紅棗蒸烏雞 ＋ 芋頭豬骨湯 ＋ 櫻桃
　　　　　　　　　　萵筍炒牛肉絲
　　　　　　　　　　白灼菜心

營養套餐推薦 **3** → 松仁玉米 ＋ 豆腐豆豉蒸排骨 ＋ 香蕉奶昔 ＋ 葡萄
　　　　　　　　蝦仁蛋餅　鮮蝦蘆筍
　　　　　　　　　　　　香椿苗拌核桃仁

枸杞紅棗蒸烏雞

兼顧全家
營養套餐

> 調理月經不順

🍲 蒸鍋　⏱ 40 分鐘　🧑 3~4 人份

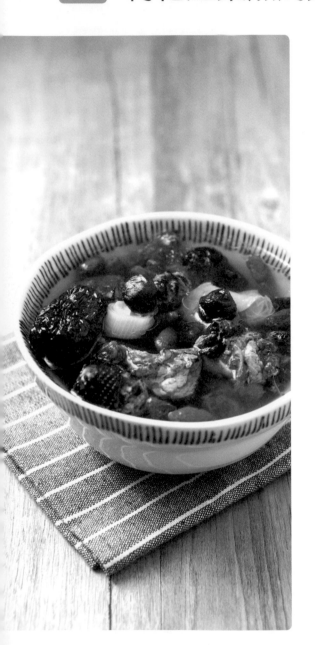

材料　烏骨雞 1500 克、紅棗 10 克、枸杞 15 克、桂圓 5 克。

調料　蔥、薑各 10 克。米酒 20 克。

做法

1. 把烏骨雞洗淨，剁小塊，沸水汆燙一下，去浮沫；蔥切段、薑切片；桂圓去掉外皮與紅棗、枸杞一起洗淨。

2. 將烏骨雞放入大碗中，放入鹽、紅棗、枸杞、桂圓、蔥段、薑片、米酒，加入淹過食材約一個手指指節的水。

3. 水開後，放入蒸鍋，大火蒸 40 分鐘。

───── 營 養 提 示 ─────

烏骨雞可以補血補氣補虛，紅棗、桂圓、枸杞都可以補血補氣，一起食用可以很好地滋補女性身體，尤其是針對月經不暢的症狀，有很好的調理作用。

兼顧全家 營養套餐 豆腐豆豉蒸排骨

舒緩更年期情緒症狀

🍲 蒸鍋　　⏱ 30 分鐘　　👤 2~3 人份

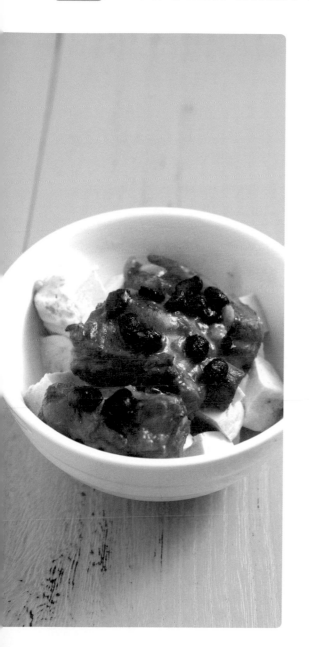

材料　排骨 400 克、豆腐 300 克。

調料　薑末、蔥花、鹽、太白粉、米酒、
醬油（生抽）、蠔油、豆豉 各適量。

做法

1. 排骨洗淨，瀝乾，加入薑末、蔥花、
鹽、太白粉、米酒、醬油（生抽）、蠔
油、豆豉醃製 1 小時。

2. 豆腐切成小塊鋪在碗底，上面排上醃
製好的排骨，入蒸鍋，水開後大火蒸
30 分鐘。

─── 營 養 提 示 ───

豆腐、排骨是蛋白質和鈣的良好來
源，為身體補充營養，緩解更年期
情緒焦躁的症狀。

MEN

男性強腎健體

現代社會中，男性承受的工作壓力比較大，而且，由於工作忙碌，很多的男人長時間飲食不健康，或是生活不規律使得身體愈來愈不健康，另外，在營養需求上，男人對所有主要營養成分的需求量都比女人大。因此，如果通過飲食調養，想要達到強腎健體的效果，往往會事半功倍。

膳食指南

挑選肉食，補充蛋白質

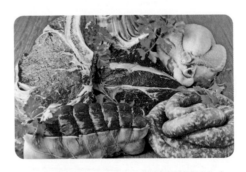

在飲食結構中增加牛瘦肉、魚肉、雞肉的比例來補充蛋白質滋養肌肉。同時要均衡飲食，常吃蔬菜、水果，補充豐富的維生素，對細胞的新陳代謝和身體健康極為重要。

適量增加富含鋅的食物

鋅與新陳代謝、生長發育以及其他多種生理功能的關係極為密切，男性精液裡含有大量的鋅，如果體內鋅不足，就會影響精子的數量與品質。另外，富含維生素C、番茄紅素的食物有助於提高精子活力，預防前列腺疾病。

營養套餐推薦 ❶ →	雜糧饅頭 +	清蒸牡蠣 清蒸牛肉丁 什錦蒸菌菇	+ 酸菜豬肚湯 +	小番茄
營養套餐推薦 ❷ →	二米飯 +	粉蒸韭菜包雞蛋 豉汁粉蒸雞爪 豆豉蒸菜心	+ 鮮榨番茄 奇異果汁 +	腰果
營養套餐推薦 ❸ →	醬肉包 +	蒜香蒸生蠔 白酒蒸蛤蜊 清蒸蒲瓜	+ 白菜粉絲湯 +	蘋果

白酒蒸蛤蜊

增強肌體免疫力

🍲 蒸鍋　　⏱ 10 分鐘　　👤 1~2 人份

材料　蛤蜊 500 克。

調料　乾辣椒 2 個、蒜 2 瓣、清酒 60 克、
　　　醬油（生抽）2 匙、青蔥 適量。

做法

1. 蛤蜊吐沙，清洗乾淨；青蔥、乾辣椒、
蒜瓣洗淨，切碎。

2. 蛤蜊放入盤中，澆上清酒、醬油（生
抽），撒上乾辣椒碎，水開後，放入蒸
鍋，大火蒸 10 分鐘，取出撒上蔥蒜碎
即可。

營 養 提 示

蛤蜊能促進性腺和甲狀腺機能的
活化，有益精固腎、強化性機能
的功效。

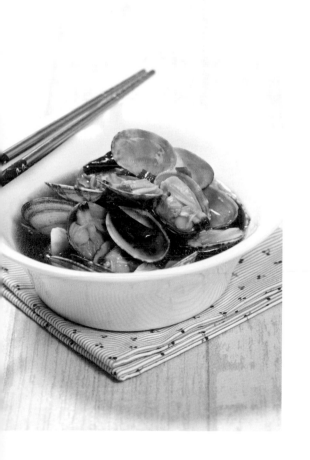

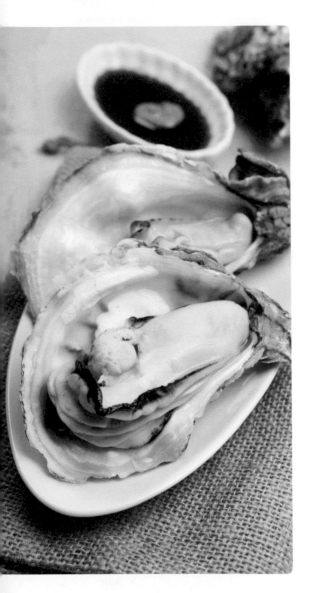

兼顧全家
營養套餐

清蒸牡蠣

提高精子活力

🍱 蒸鍋　　⏱ 10 分鐘　　👤 3~4 人份

材料　新鮮牡蠣 500 克。

調料　醬油（生抽）、香油 各適量。

做法

1. 新鮮牡蠣刷洗乾淨；醬油（生抽）加香油調成醬汁。
2. 鍋內放水燒開，將牡蠣平面朝上、凹面向下放入蒸籠。蒸 8 ~ 10 分鐘出鍋，沾醬汁食用即可。

───── 營 養 提 示 ─────

牡蠣有豐富的鋅元素及鐵、磷、鈣等多種礦物質，對提高精子的品質有益，還可幫助加快恢復疲勞與增進體力。

TEEN-AGERS

父母遠離老年病

隨著年齡的增長，老年人身體器官的功能逐漸衰退，合理飲食對改善老年人的營養狀況、增強抵抗力、預防疾病、延年益壽、提高生活品質具有重要作用。

膳食指南

注重選擇富含不飽和脂肪酸的食物，保護心血管

維護心血管健康，是老年人養生的一項重要工作，不飽和脂肪酸有助於防止動脈粥樣硬化，進而使血液循環良好，預防多種疾病。因此，在日常飲食中要注意食物的選擇，注重選擇如魚肉、食用植物油等富含不飽和脂肪酸的食物。

適量多攝入富含鋅、硒、鉻的食物，預防老年慢性病

老年人隨著年齡的增加，生理功能減退，會出現不同程度的慢性疾病，如心血管疾病、高血壓、阿茲海默症、骨質疏鬆等。因此老年人在日常生活中需合理安排膳食，適量多攝入富含鋅、硒、鉻等礦物質的食物，延緩衰老。

補充鈣和維生素 D，壯骨強身

老年人骨骼中的礦物質不斷流失，骨密度逐漸下降，因此應該注意補鈣，同時老年人的鈣吸收能力降低，也要補充維生素 D 來提高鈣的吸收率。含有大量維生素 D 的食物包括海魚、蛋黃、乳酪、動物肝臟等。

營養套餐推薦 ❶ ➜	玉米粉發糕	+	茄汁蓧面窩窩 花椰菜炒蝦仁 芹菜魚絲	+	燕麥黑豆 豆漿	+	杏仁
營養套餐推薦 ❷ ➜	番薯 糙米飯	+	蓮蓬蝦蓉 香菇蒸牛肉 香菇油菜	+	黑芝麻 南瓜汁	+	核桃
營養套餐推薦 ❸ ➜	玲瓏牛奶 饅頭	+	牡蠣豆腐羹 粉蒸馬鈴薯排骨 松仁玉米	+	紫菜蝦皮 蛋花湯	+	柳橙

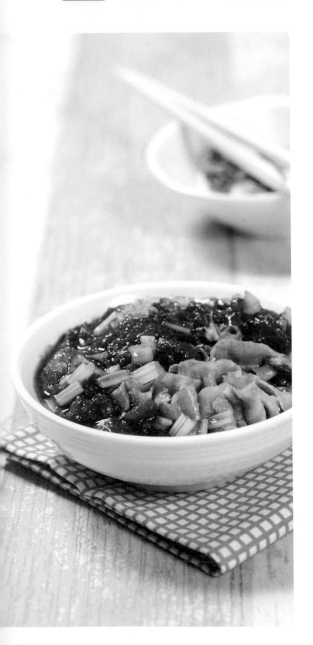

兼顧全家營養套餐 茄汁莜麵窩窩

保護心血管，促進腸道健康

🍲 蒸鍋　⏱ 15 分鐘　👤 1~2 人份

材料 莜麵粉 150 克、番茄 1 個、芹菜 10
　　　 克。

調料 鹽 適量。

做法

1. 將莜麵粉放入盆中，一邊加開水一邊
　 攪拌直到剩 1/10 的乾莜麵，用手揉成
　 光滑的麵團。

2. 每次取約 3 克小麵團，揉成長條形，
　 放在砧板上用手掌根部搓成片，然後
　 用食指夾住一頭捲成筒，接縫的地方
　 捏緊，擺放在蒸籠上。水開後放入蒸
　 鍋，蒸 15 分鐘即可。

3. 番茄和芹菜洗淨切丁，炒出茄汁加鹽
　 炒勻，淋在蒸好的莜麵窩窩上即可。

（＊編註：莜麵窩窩，即山西著名的一種
用燕麥粉做成的麵食。）

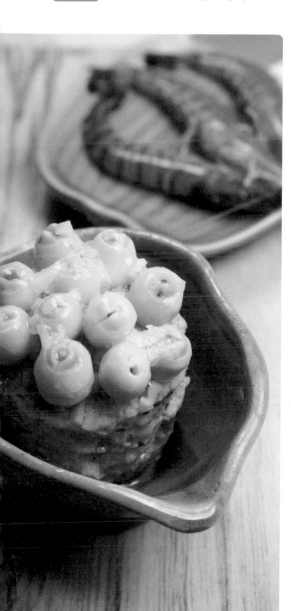

蓮蓬蝦蓉

兼顧全家
營養套餐

補充優質蛋白質

蒸鍋　　20 分鐘　　2~3 人份

材料　蝦仁、蓮子 各 250 克。豬肥肉、
　　　水發香菇 各 50 克。

調料　植物油、太白粉、蒜末、米酒、高
　　　湯 各適量。

做法

1. 蓮子洗淨，浸泡 2 小時，去芯。

2. 將蝦仁、豬肥肉剁成蓉，水發香菇切
   成小丁，拌勻，加太白粉調成蝦蓉餡。

3. 碗內抹油，裝滿蝦蓉餡，在上面均勻
   地嵌入數粒蓮子即成蓮蓬狀，上籠蒸
   20 分鐘倒出。

4. 鍋置火上，倒植物油燒熱，放入蒜
   末、米酒，倒入高湯略燒，調味，倒
   在蒸好的蝦蓉上即可。

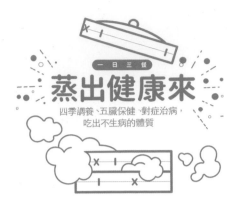

一日三餐
蒸出健康來
四季調養、五臟保健、對症治病，
吃出不生病的體質

作　者	張曄
責任編輯	梁淑玲
封面設計	白日設計
內頁設計	葛雲
出版總監	黃文慧
副 總 編	梁淑玲、林麗文
主　編	蕭歆儀、黃佳燕、賴秉薇
行銷企劃	林彥伶、柯易甫
印　務	黃禮賢、李孟儒
社　長	郭重興
發行人兼出版總監	曾大福
出　版	幸福文化
地　址	231 新北市新店區民權路 108-1 號 8 樓
粉絲團	www.facebook.com/Happyhappybooks
電　話	（02）2218-1417
傳　真	（02）2218-8057
發　行	遠足文化事業股份有限公司
地　址	231 新北市新店區民權路 108-2 號 9 樓
電　話	（02）2218-1417
傳　真	（02）2218-1142
電　郵	service@bookrep.com.tw
郵撥帳號	19504465
客服電話	0800-221-029
網　址	www.bookrep.com.tw
法律顧問	華洋國際專利商標事務所 蘇文生律師
初版一刷	2019 年 8 月
定　價	420 元

國家圖書館出版品預行編目 (CIP) 資料

一日三餐 蒸出健康來 / 張曄著；-- 初版 .-- 新北市：幸福文化出版：遠足文化發行，2019.08 面；公分 .--（健康養生區 Healthy Living；7） ISBN 978-957-8683-62-4（平裝）1. 食療 2. 食譜

418.91

108011223